유쾌한 한약담론

병 개

시리즈 ② 여 성

도서출판 정담

추천사

임상 입문 시절 반복해서 읽어보던 이종대 학술 고문님의 〈번개〉 자료가 최미선 선생님의 수고로 새롭게 『벙개』로 나온다고 해서 기쁜 마음과 함께 감사와 축하의 말씀 전합니다.

소아 · 어린이/여성과에 관한 생리적 특징과 증상, 그리고 기본 처방에 대한 이야기를 읽어보고 있으니 오래전 연구소에서 선생님이 구술하던 것을 정리하던 그 시절에 가 있는 듯하여 감회가 새롭습니다. 뭐하나 알지 못하던 그 시절 이 자료는 이후 임상의 기초를 닦는데 많은 도움이 되었습니다.

고문님의 많은 저작물이 출판되기 전에 이 번개 자료는 만들어졌고 임상을 하려던 많은 태극 학생들에게 지침이 되었던 자료입니다. 대화 형태로 되어 있어 책을 펴고 읽기 시작하면 금방 선생님이 학생들에게 해주는 이야기 속으로 빠져들게 됩니다. 수십 년간 임상에서 얻는 자료를 꼼꼼히 기록하시고 분석하신 치험례를 통해 얻게 된 경험과 지식을 쉬운 용어와 양방적 생리를 겸한 설명은 한방공부를 이리 쉽게 할 수 있는지 놀라울 뿐입니다.

이후의 책들의 기본골격이 되는 변증 방식의 이론으로 신체조건(생리유형)과 신체상태(병리상태)에 따른 증상, 증후의 이해는 한방을 하면서 왜 그리도 많은 한약 처방들이 있는지 알게 해줍니다. 그리고 적용이 되는 상황을 구체적으로 적시해 놓은 많은 치험례(새로보는 방약합편, 한방병리 30처방, 새로보는 빈용101/202)를 통하여 처방을 익히게 됩니다.

한방공부의 시작하는 분들에게는 기초 병/생리와 처방을 익히는 자료로써 아주 중요한 위치의 책이 될 것임을 확신합니다.

이 자료를 정리하시고 편집 출판까지 수고해주신 최미선 선생님께 다시 한번 감사의 말씀을 드립니다.

2019년 4월

한방임상태극학회 회장 이윤호

대담자 서문

2002년 당시 안양의 연구소에선 휴식 시간에 짧은 질문에 짧게 대답하는 형식의 '번개'라는 수업이 있었다. 이를 활자화 하여 기록으로 남긴 유인물로 돌아다닌 것이 〈번개〉라고 여겨진다. 이선에도 많은 질문과 대답이 오갔으나 처음 녹취하여 기록하기 시작을 한 것은 노의준 선생이었다.

기존 중의학으로만 이해와 활용이 어려웠던 한의학도들이 지푸라기라도 잡고 싶은 심정으로 한약 처방과 치료에 대한 경험을 갈구하는 형편이어서 개인의 시각이나 경험 위주인 설명에서 한계가 있었고, 부족한 점이 많았었지만 어쨌든 이 내용들이 활자화되어 순식간에 퍼져나갔던 듯싶다.

세월이 지나도 한방에 입문하는 한의학도가 다시 같은 의문을 가지고 공부를 해야 하는지라 늘 후학들을 위해 마음을 쓰고 있는 울산의 최미선 선생께서 예전의 자료를 찾아서 입문자들의 이해를 위하여 다시 번개를 준비하고 있다 하므로 개인적으로는 부끄러우나 학문은 위

대하여 많은 사람들의 건강을 찾게 할 수 있으므로 격려의 마음을 담아 짧은 인사 말씀을 전한다.

2019년 1월 30일

안양 연구소에서 이종대

편저자 서문

『유쾌한 한약 담론 벙개 시리즈1－소아/어린이』가 나오고 두 번째로 『유쾌한 한약 담론 벙개 시리즈2－여성』 편이 나온다. 이번 〈여성〉편은 『벙개』 원본을 이종대 선생님이 쓰신 『새로보는 방약합편』을 참고하여 재구성하였다. 최대한 원본의 내용을 훼손하지 않는 범위 내에서 재구성 하였지만 혹여 잘못된 내용이 있다면 편저자인 최미선의 잘못이다.

『벙개』를 다시 쓰고 재편집하는 과정에서 가장 많은 혜택을 보는 것은 나 자신이다. 그동안 알고 있다고 생각했던 것을 다시 확인하는 과정에서 많은 배움이 있었고 새로운 깨침이 있었다. 우린 항상 자신을 의심하고 회의해야 한다. 임상에서 늘 다양한 새로운 사례를 만나기 때문이다. 건강에 대한 소망을 품고 오는 사람들과의 접촉은 늘 유쾌한 것은 아니다. 환자와의 교감과 치유에 보람을 느끼기도 하지만 때론 두려움이 밀려올 때도 있고 때론 제대로 몸을 돌보지 않는 사람에게 화가 날 때도 있고 또 때론 아무 도움이 안된다는 사실에 좌절감을 느낄 때도 있다. 그럼에도 포기하지 않고 그 길을 걸어가는 것은 각자 가슴에 품고 있는 치유에 대한 소명 때문일 것이다. 좌절하고 힘들 때 기대고 비빌 언덕은 먼저 길을 걸어간 선배들의 사례와 지침일 것이다.

나에게 그런 역할을 했던 〈번개〉가 이제 『유쾌한 한약 담론 벙개 시리즈』로 재탄생해서 많은 이들에게 그 역할을 했으면 하는 바람이다. 앞으로도 시리즈는 계속된다.

2024년 8월 15일
울산에서 최미선

일러두기

- 이 책의 내용은 이 종대 선생님과의 대화를 기록한 '번개'를 재구성한 것으로 『벙개』로 개명하였다.
- 대화록이다 보니 선생님의 말씀과 학생들의 학습 내용이 뒤섞여 있어서, 선생님의 저서를 기준으로 분류했다. 학생들이 보충해서 넣은 내용은 따로 〈참고〉로 기록했다.
- 대화록이다 보니 평소 선생님의 논점이 충분히 들어있지 않은 경우가 있었다. 이는 선생님의 저서들을 통해 원래 '번개'의 내용을 헤치지 않는 선에서 『새로 보는 방약합편』을 참고로 보충했다.
- 편의상 소아/어린이/여성 등으로 나누었지만, 내용으로 들어가면 감기 동통 비뇨기 등등으로 이야기가 번져나간다. 대화록의 특징이자 장단점이니 양해를 바란다.
- 이종대 선생님은 호를 따서 단샘 또는 그림 으로 표기했다.
- 등장하는 학생 또는 그림 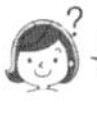은 여러 학생들의 대표 명사이다.
- 주석에 달린 방제에 단위가 없는 것은 모두 錢 이다.

  예) 마황 1 계지 2 → 마황 1錢 계지 2錢
- 처방명 앞에 숫자는 방약합편을 표기하는 이종대 선생님의 방식에 따른 것이다.

  예) (2-027) : 방약합편 중통 평진탕
- 대화의 재구성에 오류가 있다면 그것은 전적으로 편저자인 최미선의 책임이다.

목차

들어가며

망망대해(大海)를 항해 할 때 지도를 보면 위도(緯度)와 경도(經度)가 있다. 변증(진단)에도 위도(x)와 경도(y)가 있다면 위치파악이 보다 쉬워질 것이다. 병인(경도x)과 생리(위도y)를 보면 병리상태(위치xy)가 보이고 위치에서 나타난 증상증후(생선, 어군, n/xy)를 보다 정확히 찾을 수 있을 것이다.

그간의 양의학계에서는 병인위주, 병명위주로 치중한 면이 있어, 허약질환, 면역질환 등은 진단 및 치료에 한계가 있었다.

중의학에서는 증상증후와 병인을 바탕으로 한 팔강변증 위주로 치중하다 보니 이해와 설명이 어렵고 진단 및 치료의 객관화 부족으로 재현성이 어려웠다. 그래서 한계와 활용의 모호성으로 변증과 치료에 어려움이 늘 있었다.

이제 이들이 가진 장점을 수용하고 미비한 점을 개선하면서 부족한 부분을 보강하고자 한다. 따라서 새로이 기존의 진단방법에 생리와 병리(상태)를 도입하여 누구나 이해와 설명이 가능하고 임상적용이 가능한 형식과 지도를 만들어 치료의 객관화와 효율성을 높이고자 한다.

이러한 변증체계의 이해에 필요한 그래프로 보면 병인x축, 생리y축, 병리(상태)는 xy점, 증상은 n/xy가 된다.

▶ 표1. 그래프 도표

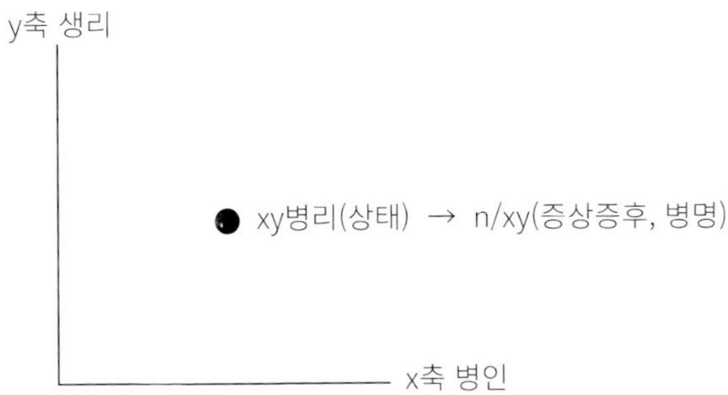

▶ 표2. 격자 도표

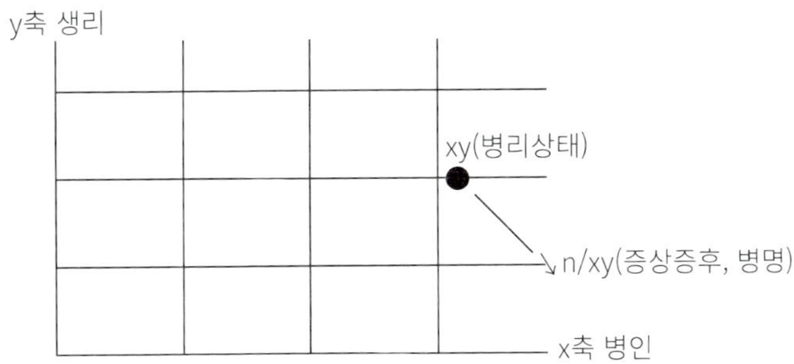

따라서 변증(진단)은 다음과 같은 형식이 올바른 것이 된다.

▶ **표3. 격자 도표**

병인x	생리y	병리상태xy	증상증후 1/xy

변증(진단)이 정확하면 치법, 처방은 당연히 쉬워질 수가 있다. 이제부터는 방향이나 경험만으로 길을 가지 말고 보다 정확한 지도와 좌표를 가지고 함께 길을 떠나보자!

인류건강과 미래의학인 통합의학의 발전을 위하여!!

연구소에서 이종대

문답 1

여성의 신체적 특징

 여성과 남성은 생리 특성이 다릅니다. 그렇기에 접근 방식이나 치법이 다를 수밖에 없을 것 같습니다.

 그렇지. 여성은 (여성)호르몬의 영향을 많이 받는다. 여성호르몬은 각 신체의 기능의 강약과 활동 그리고 심리적인 부분 등 여성 생리적 대사에 아주 많은 역할을 한다. 그러므로 여성들을 치료 하는 것이 남성을 치료하는 것보다 어렵다. 여기에서는 한방에서 특이적으로 다룰 수 있는 경우 위주로 설명하려고 한다. 즉 임신했을 경우와 인체의 기능 저하로 인해 질환에 걸렸을 경우에 효력을 볼 수 있는 처방들 위주로 설명할 것이다.

문답 2

산후 증상들

예전보다는 줄어들기는 했지만 그래도 여전히 우리나라 산모들은 산후 보약을 복용하고 있습니다.

그렇지, 산후에 보약을 먹으면 체력을 회복하는 데 큰 도움을 받을 수 있다. 산모가 신생아와 태반을 분만하면 자궁은 임신 전의 크기로 회복되는 데 약 6주가 소요된다. 복부 근육이 회복하는 데는 수개월이 걸릴 수도 있다. 회복과정에 훗배가 아플 수 있다. 이 과정을 도와주는 것이 산후 보약이라고 할 수 있다.

혈붕(血崩)[1]

산후에 출혈이 심하고 잘 멈추지 않는 경우가 있습니다. 산후 출혈은 왜 발생할까요?

산후 출혈을 구분해서 살펴보자. 조기 산후 출혈은 아이를 낳은 후에 24시간 안에 500ml이상 쏟아지는 것을 말한다. 보통은 태반이 부착되었던 자궁벽의 혈관에서 출혈이 되다가 자궁의 강한 수축력이 혈관을 수축시켜서 출혈을 멈추게 한다. 그런

[1] 혈붕(血崩) : 해산 후에 피가 계속 쏟아지는 병

데 분만 직후 심한 출혈을 보이게 되는 경우가 있는데, 이를 혈붕이라고 한다. 증상은 갑작스런 다량의 선홍색의 질출혈, 하복부 통증, 열 등이다. 양방에서는 자궁수축제를 투여하는 경우가 있고, 이후 대부분은 출혈이 멎게 되지만 자궁수축제가 안 듣는 경우도 있다. 이는 지연된 출산으로 자궁근육이 지쳐서 이완되거나 양수과다증, 거대아[2] 등으로 자궁근육이 지나치게 늘어나 있는 경우가 대부분이다.

이런 경우 쓸 수 있는 약이 뭐가 있을까요?

자궁이 늘어져서 이완된 경우에 당귀와 천궁으로 구성된 궁귀탕[3]을 사용하여 자궁을 수축시키고 지혈을 시킨다.

당귀, 천궁은 보혈제인데 혈붕을 막을 수 있다는 게 신기합니다.

한방에서는 보기(補氣)[4], 보혈(補血)[5] 약으로 혈붕이 있거나 붕루[6]가 있을 때 지혈시킨다. 자궁벽의 근육 혹은 혈관 자체가 약하거나 조직 자체를 복구할 수 없을 정도로 몸이 기능이 약해진

---

[2] 거대아(巨大兒) : 출산예정일보다 2주 이상 늦게 태어난 아이.

[3] (1-112)궁귀탕 : 천궁, 당귀 각5

[4] 보기(補氣) : 달리 익기(益氣)라고도 한다. 기허증을 치료하는 방법이다. 기허증이 생기는 것은 주로 폐(肺)와 비(脾) 두 장기의 장애와 관련된다.

[5] 보혈(補血) : 달리 양혈(양혈)이라고 한다. 혈이 허한 것을 보하는 방법이다.

[6] 붕루 : 여성 성기 부정출혈. 성기로부터 이상적으로 피가 나오는 것인데 주로 자궁 출혈을 말한다. 혈붕혈루(血崩血漏), 붕중루하(崩中漏下)라고도 일컬음

사람들에게 혈붕이 많이 일어난다. 이런 사람에겐 그 기능을 회복하도록 보기, 보혈 약을 쓰는 것이다. 근원을 치료한다고 볼 수 있다. 근육 자체의 기능이 약해진 것은 다른 어떤 치료보다 한방치료에 우위가 있다고 생각한다.

근육 자체의 기능이 약해지는 것은 자궁에만 해당 되지는 않을 것 같은데요?

그렇지, 다른 조직에도 적용이 되지. 조직이 지나치게 신전(늘어지거나)되거나 약해져서 생기는 출혈은 항문 출혈에서도 많이 볼 수 있다. 그것의 치료도 혈붕 치료와 대동소이하다.

방약합편 활투 부인편의 혈붕과 혈루를 보면 익위승양탕[7], 전생활혈탕[8], 수비전[9], 삼령백출산[10], 복원양영탕, 거원전[11], 귀비탕[12], 비원전[13]등의 처방이 있는데, 그 처방을 보면 그 병이 생긴 원인, 치법 등을 알 수 있다.

---

[7] (1-023)익위승양탕 : 백출 1.5 황기 1 인삼 신곡 각 0.75 당귀신 진피 감초 0.5 승마 시호 각 0.3 생황금 0.2

[8] (2-156)전생활혈탕 : 백작약 승마 각1 방풍 강활 독활 시호 당귀신 건갈 감초 0.7 고본 천궁 각0.5 생지황 숙지황 각0.4 만형자 세신 각0.3 홍화 0.1

[9] (1-099)수비전 : 인삼 2 백출 당귀 산약 건강 각2 산조인 1.5 감초1 원지0.5 연육 20매

[10] (1-025)삼령백출산 : 인삼 백출 백복령 산약 감초 각3 의이인 연육 길경 사인 백편두 각1.5

[11] (1-065)거원전 : 인삼 황기 각3~5 감초 백출 각1~2 승마 0.5~0.7

[12] (1-066)귀비탕 : 당귀 용안육 산조인원지 인삼 황기 백출 백복신 각1 목향0.5 감초0.3

[13] (1-063)비원전 : 산약 감인 산조인 인삼 금앵자 각2 백출 백복령 각1.5 백출 백복령 감초 각1 원지 0.8

자궁근육의 수축에 영향을 미치는 요인은 무엇이 있을까요?

양성종양, 출산 후에 자궁 내에 남은 태반 조직, 제왕절개에서 시행하는 전신 마취 등이 자궁근육의 수축을 방해하는 요인이다. 이는 한방에서 산후 혈가(血瘕)[14]라고 하는 증상과 일치한다. 혈가의 경우엔 보통 이완된 자궁근육을 다시 복원하는 보익, 보혈약과 더불어 약간의 거어혈제(去瘀血劑)[15]가 섞인 처방을 사용하게 된다. 하지만 요즈음은 보통 산부인과에서 출산을 하고 부속 산후조리원을 이용하기 때문에 이런 경우 양방의 치료를 받아서 한약을 복용하는 일은 드물다. 하지만 한약의 장점 중의 하나가 몸의 기능을 다시 원 상태로 돌려놓는다고 보면 한약을 이용한 치료도 필요하다.

혈루(血淚)[16]

혈붕까지는 아니더라도 혈루 현상들은 임상에서 많이 봅니다. 이것은 어떻게 접근해야 할까요?

생리를 지나치게 오래 하는 것도 혈루다. 또한 비정기적으로

---

14 혈가(瘕) : 아랫배에 어혈이 몰리면서 점차적으로 커지는 병증. 아랫배에 덩어리 같은 것이 있어 임신한 것처럼 배가 점차 커지는데 아프고 굳은 감이 있으며 이동성은 없고 몸은 점차 여위고 권태무력하며 입맛이 없다.

15 거어혈제(去瘀血劑): 어혈을 없애는 약물

16 혈루(血淚) : 여성 성기 부정 출혈. 붕루를 말하는데 피가 조금씩 나오는 것을 말한다.

피가 조금씩 나오는 경우 태루(胎漏)[17]처럼 치료하는 것이 원칙이나 자궁 내 구조적인 문제를 동반하는 경우이므로 이런 경우에는 산부인과 진료를 권한다. 산부인과 진료 후(대부분 자궁내막증이나 자궁 폴립 등에 의한 것)에 아무런 증후가 없는 경우엔 대부분 자궁근육의 약해졌거나, 생리 때 박리된 자리에 세포들이 빨리 재생되지 않았거나, 또는 심리적인 스트레스로 인해서 혈루가 되는 경우가 많다. 자궁의 폴립이나 양성종양도 한약으로 없어지는 경우가 종종 있다. 이런 경우 혈붕에 쓰이는 처방과 비슷하고 이런 경우 체질을 판단한 후에 약을 쓰면 된다.

임산부들도 혈루를 종종 호소합니다.(태루 胎漏)

임신 초기 하혈을 하는 경우는 유산 징조다. 또한 임신중기에 하혈을 하고 태동이 있는 경우도 유산 징조이다. 이때는 안태음[18]을 복용하면 된다.

폐경기 여성들도 혈루 증상이 많습니다. 생리 시기가 아님에도 종종 하혈을 호소합니다.

폐경기 이후 질벽이 얇아져서 쉽게 상처를 입을 수 있는데, 성교 후 질출혈이 발생하는 경우도 있다. 성교 후에 질출혈은 암

---

[17] 태루(胎漏) : 임신기에 아랫배 아픔이 없이 자궁 출혈이 조금씩 있는 증상. 즉 임신이 중단되려는 초기 증상을 말한다.

[18] (1-108) 안태음 : 백출2 조금 1.5 당귀 백작약 숙지황 축사 진피 각1 천궁 소엽 각0.8 감초 0.4

이나 미란-자궁경부의 내부의 민감한 세포가 자궁 경부표면의 강한 세포 쪽으로 이동해서 생긴 것이다. 자궁경부가 민감한 세포로 대치되므로 정상보다 손상되기 쉽고 출혈의 경향을 보인다. 대부분 증상이 없으나 일부 여성에서 다량의 질 분비물이나 월경 사이나 성교 후에 출혈을 보인다. 원인은 잘 모르나 경구피임약을 오랜 복용이 한 원인이 아닐까 추정한다.

복원양영탕

그러면 위와 같은 혈루나 태루 등 부정기적인 자궁 출혈에는 어떤 처방을 쓸 수 있을까요?

대부분 보약류인 보중익기탕[19]류(익위승양탕, 보중익기탕), 귀비탕류(복원양영탕, 수비전, 거원전), 사물탕류(교애사물탕, 전생활혈탕, 교애궁귀탕 등)를 쓸 수 있다. 몸이 약해서 생기는 자궁출혈은 대부분 귀비탕류(보기+안신)나 보중익기탕류를 쓴다. 이 처방들은 자궁출혈, 월경지연, 붕루 과다 후에 생긴 어지러움 등에 쓴다. 자궁 자체 조직이 약해서 생리를 보름씩 하는 사람들에게 쓴다. 이 사람들은 대부분 연약한 사람들이다.

쓸 수 있는 처방이 많네요. 선생님은 혈루에 어떤 처방을 자주 쓰십니까?

---

[19] (1-022)보중익기탕 : 황기 1.5 인삼 백출 감초 각1 당귀신 진피 각0.5 승마 시호 각0.3

내가 자주 쓰는 처방은 복원양영탕, 전생활혈탕, 교애궁귀탕, 교애사물탕이다. 교애궁귀탕, 교애사물탕[20]은 소화력이 왕성하고 신체적으로 건강한 사람들에게 쓸 수 있고 복원양영탕은 허약한 사람이나 음인 계열의 사람에게 쓸 수 있다. 전생활혈탕[21]은 복원양영탕보다 실증이고 교애사물탕, 교애궁귀탕 보다 소화력이 약할 때 쓰는 것이다. 어혈 때문에 출혈할 때는 계지복령환[22]을 쓴다고 하는데, 실제로 쓰는 경우는 거의 없다. 옛날에는 이런 경우에 사물탕을 썼다.

빈도순으로 복원양영탕, 전생활혈탕, 교애궁귀탕, 교애사물탕이다.

귀복원양영탕을 가장 많이 사용하셨네요. 이 처방은 귀비탕류에 속한다고 하셨죠?.

그렇지. 복원양영탕은 귀비탕에 용안육, 목향, 백복령이 빠지고, 백작약, 지유, 형개가 들어간 처방으로 말초혈관이 연약하여 출혈이 있을 때 쓸 수 있는 처방이다. 보기, 강심을 통하여 연약해진 말초혈관까지 혈액을 보내주고, 여기에 혈행 소통 장애를 없애는 백작약과 출혈을 막는 지유, 형개가 포함되어 있어 자궁출혈을 적절하게 치료해 준다. 이러한 증상은 연약한 체질에 많고 심인성(心因性) 경향이 강하다.

---

20 (1-107)교애사물탕 : 숙지황 당귀 천궁 백작약 아교주 조금 백출 사인 애엽 향부자 각1 갱미 1촬

21 (2-156)전생활혈탕 : 백작약 승마 각1 방풍 강활 독활 시호 당귀신 건갈 감초 0.75 고본 천궁 각0.5 생지황 숙지황 각0.4 만형자 세진 각0.3 홍화0.1

22 (금궤요략)계지복령환 : 계지 복령 목단피 도인 작약 각 등분

복원양영탕을 임신하혈에 쓰는 삼기탕과는 어떻게 구별할 수 있습니까?

삼기탕은 골반 내의 조직이 연약해져 자궁 부위가 아래로 처지는 자궁하수 경향이 있거나, 임신 중에 자궁 경부가 이완되어 자궁경부가 벌어지면서 출혈이 있을 때 사용한다. 반면에 복원양영탕은 혈관이나 조직의 연약으로 인한 출혈에 사용한다.

그렇다면 혈관이나 조직의 연약으로 인한 출혈에 쓸 수 있는 가미귀비탕과는 어떻게 구별할 수 있나요?

가미귀비탕은 아무래도 신경증이 많겠지. 신경과다로 인한 자궁출혈에 사용하며, 신경과다 후에 발생하는 경폐(經閉)[23], 상기(上氣), 불면, 손저림, 뒷목 뻣뻣함 등에 사용한다. 반면에 복원양영탕은 주로 자궁출혈에 사용하는데, 가미귀비탕이 혈붕의 경향이 강하다면, 복원양영탕은 혈루의 경향이 강하다.

자궁 출혈이 일어나는 다른 기전이 있을까요?

사람이 흥분하면 갑상선 기능이 항진되고 이러한 호르몬이나 기능들이 난소기능에 영향을 주어 난소 호르몬 분비를 이상 촉진하여 출혈을 일으킨다. 이러한 기전은 가미귀비탕과 비슷하

---

[23] 경폐(經閉) : 생리가 끊긴 것.

지만, 가미귀비탕보다 허증일 경우에 복원양영탕을 쓴다.

선생님의 복원양영탕 처방기준은 어떻게 됩니까?

나는 복원양영탕을 ① 신경과다로 인한 자궁부정출혈 ② 기허로 인한 자궁부정출혈 ③ 신경이 예민한 소음인에게 주로 쓴다. 증상으로는 생리 뒤 지속적인 출혈, 자궁부정출혈, 임신 중 하혈, 호르몬제 투여시 출혈이 중지되지 않을 때이다.

Lecture 上統 100 保 복원양영탕(復元養榮湯)

인삼1.5 황기 백출 당귀 백작약 산조인 각1 원지 0.75 1 형개 0.75 감초 0.25

복원양영탕은 자궁출혈(子宮出血), 월경지연(月經遲延), 붕루과다(崩漏過多), 현훈(眩暈) 등에 쓰는 처방으로 주로 혈루(血漏)에 쓴다. 붕루(崩漏)는 붕(崩)과 루(漏)로 구분된다. 붕(崩)은 과다한 자궁출혈이며, 루(漏)는 조금씩 적은 양이 출혈되는 것이다. 복원양영탕은 자궁조직이 약하여 생리가 지속적으로 이어지거나 생리를 보름씩 하는 증상, 즉 혈루(血漏)에 많이 쓴다.

『새로보는 방약합편』 이종대 저

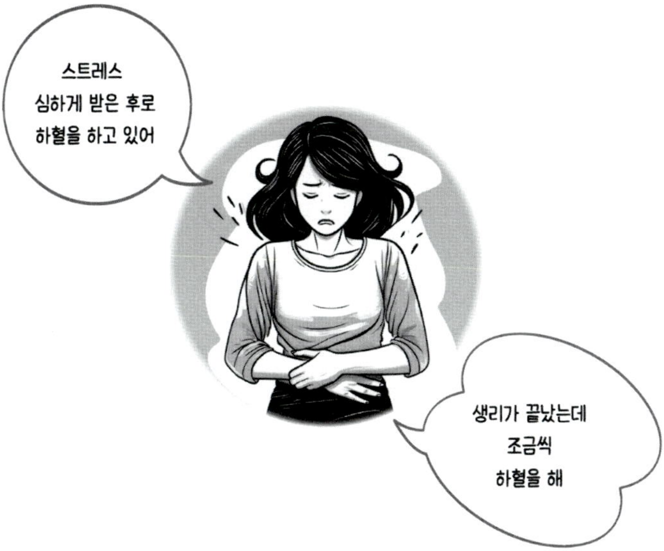
스트레스 심하게 받은 후로 하혈을 하고 있어
생리가 끝났는데 조금씩 하혈을 해

치험례

- 단샘 이종대 -

붕루
출혈이 계속되어 소파수술을 하였으나
목○○ 여 38세 태음인

▶ 용모

보통 체격의 태음인으로 보이며 중학교 교사이다.

▶ 증상

① 2년 전부터 생리가 불규칙하여 자주 거른다.
② 3개월쯤 건너뛰고 할 때는 양이 많고 10일 정도 한다.
③ 1달 반 전 생리가 시작되어 1주일 이상 했으며, 그 이후로 계속 끊이지 않고 약간씩 비친다.
④ 계속되는 출혈로 빈혈이 생기고 가슴도 뻐근하다.
⑤ 뒷목이 뻣뻣하며 앞머리가 띵하고 무겁다.
⑥ 식욕과 소화는 보통이며 체열도 보통이다.
⑦ 가슴이 두근거리고 답답하다.
⑧ 혀 둘레에 굴곡이 심하다.
⑨ 산부인과에서 출혈이 계속될 때는 소파수술을 해주어야 한다고 하여 2회 실시한 적이 있으며 수술 후 바로 하혈이 멈추었으나 재발한다.

▶ 변증

이 여성의 출혈의 원인은 호르몬의 부조화로 자궁내막이 계속 증식되어 발생했다는 것이다. 병원에서 소파수술을 하여 자궁내막을 긁어내면 일시적으로 하혈이 멈추지만 다시 자궁내막이 증식되어 출혈이 발생한다는 것이다.

이 여성은 뒷목이 뻣뻣하고 두통이 있으며 가슴이 두근거리고 답답한 점, 혀 둘레에 굴곡이 심한 점으로 보아 신경을 과도하게 쓴 것을 알 수 있다. 이것이 결국 생리부조화의 원인이 된 것이 아닌가 의심해 볼 수 있다. 그간의 경험으로 볼 때 이러한 사례가 적지 않았기 때문이다.

▶ 처방구상

이 여성의 주증세인 붕루는 신경과다로 올 수 있는 증상임을 감안하여 신경을 안정시키면서 동시에 지혈시키는 것이 우선일 것이다. 또한 붕루로 인한 체력 저하를 감안하여 보기·보혈을 겸할 수 있는 치법을 검토해 보았다.

붕루를 다스리는 여러 처방 중 인삼·백출·황기·감초 등의 보기제와 당귀·백작약의 보혈제, 산조인·원지 등의 신경안정제, 지유·형개의 지혈제로 구성된 복원양영탕이 적합할 것으로 판단하였다.

▶ 투약 1

생리가 불규칙하여 1달 반 동안 계속된 혈루인 점을 감안하여 복원양영탕 배량으로 10일분 20첩을 투약하였다.

▶ **경과 1**

16일 뒤에 전화가 왔다. 약을 복용한 이후 (3)의 하혈이 중단되었다가 다시 재발했다며 약을 더 지어달라고 하였다.

▶ **투약 2**

재발되긴 했으나 약을 복용한 후 하혈 증세가 소실되었으므로 잘 맞는다고 보고 다시 복원양영탕 배량으로 10일분 20첩을 투약하였다.

교애궁귀탕 & 교애사물탕

교애궁귀탕은 이름만 봐도 구성성분을 알 수 있는 처방입니다. 아교, 애엽, 천궁, 당귀. 구체적으로 이 처방은 어떤 경우에 쓰면 좋을까요?

교애궁귀탕은 태동하혈(胎動下血)[24]과 반산하혈(半産下血)[25]에 쓰는 처방인데, 일반적인 하혈에도 사용한다. 활용범위는 유산증후로 인한 하혈, 태동을 겸한 출혈, 임산부의 변비 등이다.

혈붕을 막을 수 있다는 두 약재인 당귀와 천궁이 들어있어 궁귀탕의 변주라고 볼 수 있네요.

그렇지, 그래서 사물탕류에 분류를 했지. 궁귀탕은 보혈제의 기본이어서 혈허로 인해 조직이 연약해져서 출혈이 발생할 경우에 쓴다. 궁귀탕이 혈행을 증가시키고 아교로 자양을 공급하여 출혈을 멎게 하는 것이다. 정리하면 교애궁귀탕은 임신허약으로 인한 자궁출혈에 사용하는데 유산증후로 나타나는 자궁출혈에 많이 사용하고, 허약한 사람의 일반적인 자궁출혈에도 사용 할 수 있다.

---

[24] 태동하혈(胎動下血) : 임신 때에 배가 아프면서 성기로부터 피가 조금씩 보이는 증상. 태동불안(胎動不安)과 같은 뜻

[25] 반산하혈(半産下血) : 반산은 임신 3개월 이후에 저절로 중지되는 것, 즉 자연유산, 자연조산을 말한다. 반산하혈은 반산 후 출혈이 있는 것을 말한다.

근본적인 질문인데요, 왜 출혈이 발생할까요?

몸이 허약해지면 혈액이 부족해지거나 혈액의 흐름이 느려져 빈혈 증상이 나타날 수 있다. 이런 상태가 지속되면 여러 조직에 영양분을 제대로 공급하지 못하기 때문에 조직이 연약해진다. 만약 허약한 상태에서 임신을 했거나 아니면 임신을 한 후에 영양부족으로 허약해질 경우 여러 조직과 함께 자궁조직도 연약해져 출혈이 발생할 수 있다. 특히 임신을 하면 태아로 인해 자궁이 팽창되고 자궁에 평소보다 많은 혈액이 집중되기 때문에 연약의 정도가 비슷하더라도 출혈의 가능성은 더 높아질 수 있다. 이렇게 자궁조직이 연약해진 상태에서 출혈이 나타날 경우에 교애궁귀탕을 사용하는 것이다.

태동불안이나 반산으로 인해 출혈을 하는 경우는 어떤 이유입니까?

태원이 튼튼하지 못하기 때문이다. 이것은 본래 허약하여 태아를 성장시키는 힘이 부족한 경우와 임신 중의 과도한 노동으로 인해 체력소모가 많은 경우, 정신 · 육체적인 충격을 받은 경우에 나타난다. 특히 옛날에는 영양이 부족하여 허약성 임신 출혈이 많았기 때문에 교애궁귀탕을 많이 사용하였다.

교애궁귀탕을 처방할 때 유의사항이 있을까요?

주치에는 태동하열, 반산, 하혈 등 복통이 동반된 출혈에 많이 쓴다고 하였고 활투에는 복통을 동반하지 않는 태루에 쓴다고 하였다. 이것은 교애궁귀탕을 사용할 때 출혈과 함께 통증의 유무를 참고해야 함을 말해준다. 즉 출혈과 함께 복통이 없다는 것은 통처에 혈액이 많이 몰려 있지 않다는 것이고 복통이 있다는 것은 통처에 혈액이 많이 몰려 있다는 것으로 볼 수 있다. 따라서 통증과 체력의 정도에 따라 통증이 없고 상대적으로 소화력이 약하면 교애궁귀탕을 통증이 있고 소화력이 좋으면 교애사물탕을 사용해야 한다.

정리하면, 하혈에 소화력이 약하고 통증이 없으면 교애궁귀탕, 소화력이 좋고 통증이 있으면 교애사물탕 이라고 할 수 있겠네요. 그렇다면 태동불안에 사용하는 안태음[26]과는 어떤 차이가 있을까요?

안태음은 주로 태동불안에 쓰는 처방이지만 태동불안을 겸한 임신출혈에 사용한다. 백출이 군약이고 황금이 신약이므로 임신으로 인한 습체와 열성을 내재한 상태에서 출혈이 발생했을 때 사용할 수 있다. 또 임신출혈은 대부분 2~3개월에 발생하는데 안태음은 보통 4~6개월경에 발생하는 출혈에도 사용할 수

[26] (1-108) 안태음 : 백출2 조금 1.5 당귀 백작약 숙지황 축사 진피 각1 천궁 소엽 각0.8 감초 0.4

있다. 반면 교애궁귀탕은 혈허를 겸한 허약으로 임신출혈이나 일반 자궁출혈에도 사용하며 임신초기에 빈용하고 안태음을 쓸 사람보다 허약한 경우에 적합하다.

정리하면, 교애궁귀탕은 아주 허약하고 소화기도 약한 사람의 임시 초기 출혈에 쓸 수 있는 처방이네요.

Lecture 上統 106 寶 교애궁귀탕(膠艾芎歸湯)

아교 애엽 천궁 당귀 각2 감초 1 가 두충 속단 백출 인삼

교애궁귀탕은 자궁출혈에 사용하는 처방이며, 주로 임신부의 자궁출혈에 사용한다. 또한 약성을 응용하여 임신부의 빈혈 증상과 변비에도 사용한다.

조문을 보면 태동하혈(胎動下血)이나 반산하혈(半産下血)을 치료한다고 했는데, 임신 중에 하혈이 되는 것은 유산의 징후로 볼 수 있다. 물론 초기에 수정란이 자궁에 착상하면서 2~3일 정도 출혈되는 경우는 정상적인 과정이며 태아의 생명에 지장이 없지만, 이후에 영양부족이나 과로, 충격, 부부생활 등으로 몸에 무리가 되었을 때 출혈되는 것은 유산의 징후로 볼 수 있다. 즉 태아의 유전적인 결함이 없으면서 임신 중에 하혈을 하는 것은 임신부의 몸 상태가 정상적이지 못하다는 증거일 수 있다.

『새로보는 방약합편』 이종대 저

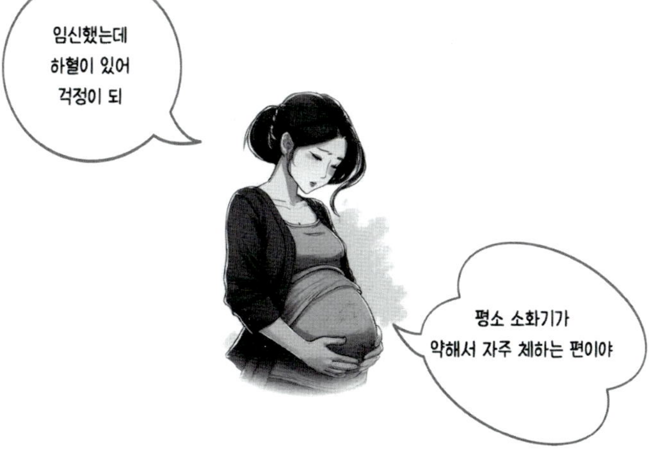
임신했는데
하혈이 있어
걱정이 되
평소 소화기가
약해서 자주 체하는 편이야

치험례

- 단샘 이종대 -

임신출혈, 유산예방

김 ○○ 여 29세 소양인 경기도 안양신 평안동

▶ 증상

임신 5주째로 이제 막 임신 확인이 되었는데

① 2일 전부터 출혈이 있었는데 월경 때처럼 꽤 많이 나온다.

② 병원에서는 유산징후이니 꼼짝하지 말고 누워만 있으라 하니 무슨 방법이 없겠느냐고 한다.

③ 속이 쓰리다.

④ 투명한 냉이 많다.

⑤ 추위를 탄다. 손발은 약간 찬 편이다.

⑥ 늘 피로하고 기운이 없고 몸이 무겁고 나른하다.

⑦ 식욕과 소화력은 좋다.

⑧ 대변은 2~3일에 1회 본다.

⑨ 옅은 잠을 잔다.

⑩ 가슴이 두근거리고 불안하며 짜증이 많고 가슴이 답답하다.

▶ 변증

임신 중 출혈이며 출혈량이 매우 많은 것으로 볼 때 병원의 지적대로 유산의 가능성이 매우 높다고 보았다. 그렇다고 병원에서 권유하는 대로 누워서 안정만 하면, 유산의 위험이야 상대적으로 줄어들긴 하겠으나 그렇다고 유산이 완전히 방지되는 것이 아닐 것이고, 또 출혈량이 많은 것으로 보아서는 안정을 취하더라도 그냥 두면 유산이 될 것 같아서 유산을 예방할 수 있는 약을 사용하기로 하였다.

▶ **처방구상**

임신 초기는 유산되기 쉬운 때이며 임신 5주 때의 태아의 크기는 대개 1cm도 안되게 아주 작은 크기이며 태아가 수정란에서부터 겨우 형성되어 자궁내막에 안착하는 시기에 해당하므로 자궁 출혈량이 많아지면 자연히 유산이 되기 쉽다. 따라서 신속히 임신출혈을 막아야한다. 출혈을 막는 방법은 신체조건과 신체 상태에 따라 다르지만 대개 보혈제, 수렴제, 보기제, 온리제 등이며 정도에 따라 혼합하여 사용한다. 임산 초기의 출혈과 출혈로 우려되는 유산을 방지하고자 쓸 수 있는 처방은 교애궁귀탕, 교애사물탕, 안태음, 금궤당귀산, 가미팔진탕, 팔진탕, 궁귀탕, 보중익기탕, 삼기탕, 복원양영탕 등이 있다. 임신중 복통 없이 하혈이 있다는 점에서 태루로 보고 태루에 쓸 수 있는 교애궁귀탕과 교애사물탕 중에서 추위를 타고 손발이 약간 차다는 점을 감안할 때 찬 성질인 황금이 들어있지 않은 교애궁귀탕이 더 적합할 것으로 보았다.

▶ **투약**

태동하열과 반산하혈에 쓰는 교애궁귀탕 1.5배량으로 10일분 20첩을 지어주었다.

▶ **경과**

1년 3개월 뒤에 불면증으로 약을 지으러 왔을 때 확인해 보니, 그 약을 복용한 이후 출혈이 멈춰 7개월 전에 건강한 아기를 출산하였다고 한다.

교애사물탕

교애사물탕은 어떤 처방입니까? 교애궁귀탕과 이름도 비슷하고 구별도 잘 안됩니다.

교애사물탕도 임신출혈이나 임신복통에 쓴다. 사물탕이 기본방이므로 교애궁귀탕보다 소화력이 좋아야 한다. 몸도 건실한 사람에게 쓰는 거라 예전에는 크게 안 가리고 써도 나았는데, 요즘은 운동부족으로 소화력 저하된 경우가 많기에 세밀하게 가려서 써야 한다. 교애궁귀탕보다는 조금 실증이지. 조금[27]과 백출이 있으니, 태동 이후에 주로 쓴다.

교애사물탕의 처방기준을 말씀해 주세요.

교애사물탕은 원래 임신 중 태루와 태루를 겸한 복통에 사용하고 있는 처방인데, 임신 중 그런 적이 있는 사람의 일반 보약으로도 사용할 수 있는 처방이다. 처방기준은 ① 소화력이 좋은 사람의 자궁출혈 ② 신체가 튼튼하고 평소 건강한 사람에게 적합하며 피부가 갈색인 사람 ③ 추위를 타지 않는 사람에게 적합하다. ④ 소화력이 약한 사람에게는 부적합하며, 꼭 써야 할 경우는 숙지황을 빼고 사용해야 한다. 내 경험으로 위의 ①, ②,

---

[27] 조금 : 한약재 황금의 일종, 황금은 고금과 조금으로 나눈다. 고금은 1년 이상으로 속이 썩은 형태를 말하고, 조금은 신선한 황금을 말한다.

③ 조건을 갖춘 50대 농촌 부인의 과로로 인한 지속적인 붕루와 태루, 복통을 교애사물탕을 사용하여 탁효를 본 바가 있다.

Lecture 上統 107 교애사물탕(膠艾四物湯)

숙지황 당귀 천궁 백작약 아교주 조금 백출 사인 애엽 향부자 각1

교애사물탕은 임신부의 하혈에 사용하는 처방이며, 조문에 나와 있는 것처럼 하혈과 함께 복통이 수반된 경우에도 사용한다. 태루에 사용하는 교애궁귀탕과 유사한 증상에 사용한다고 할 수 있는데, 신체조건을 기준으로 했을 때 교애궁귀탕을 써야 하는 사람보다 건실한 경우에 적합하며, 현재 나타나는 증상 또한 보다 실증일 때 적합하다.

『새로보는 방약합편』 이종대 저

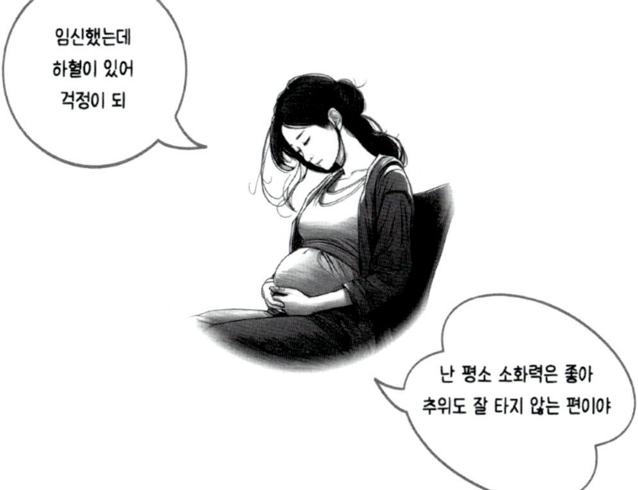
임신했는데
하혈이 있어
걱정이 되
난 평소 소화력은 좋아
추위도 잘 타지 않는 편이야

치험례

- 박경재 선생 -

태루복통 출혈
○○○ 여 32세 165cm 50kg 소음성태음인
전북 전주시 효자동

키가 크고 마른 편이며 살결이 희고 연약해 보이는 소음성 태음인 여성이다. 필자의 부인으로 임신 초기에 아랫배가 당기고 아프고, 약간의 출혈이 비치며, 요통이 겸해 있어서 치료를 요하였다.

▶ 증상

① 임신 초기에 아랫배가 당기고 아프다.
② 아랫배가 아파서 힘들고, 약간의 출혈이 속옷에 묻을 정도이다.
③ 약간의 요통이 발생하였다.
④ 신경이 예민하다. 잠자리가 바뀌면 쉽게 잠들기 어려우며, 아침에 대변보는 것도 어려워져서 며칠씩 변을 못 보고 힘들어하며 관장을 하기도 한다.
⑤ 평소에 손발이 차고 추위도 많이 탔으나 한약을 복용한 후에는 체열이 높아졌으며, 임신으로 인해 체온이 약간 더 상승된 것으로 보인다.
⑥ 아랫배도 찬 편이었으나, 지금은 그다지 차지 않다.
⑦ 따뜻한 물을 주로 마신다. 평소에 물을 많이 마시는 편이다.

⑧ 신경이 불안한 증상이 약간 있다.
⑨ 임신 이후에 약간 입맛이 떨어져서 식사량이 줄어들었다.

▶ 투약

태음인 여성의 임신 초기 태루 복통을 목표로 교애사물탕을 본방으로 5일분 10첩 투약하였다.

▶ 경과

약을 복용 후 확인해보니
① 소복 부위의 통증이 사라졌다.
② 미출혈도 없어져서 더이상 속옷에 묻지 않는다고 하였다.
③ 요통도 개선되었으며. 음식을 먹은 후에 약간의 더부룩한 증상이 남아 있다.

전생활혈탕

전생활혈탕, 이름부터 벌써 활활 타오르는 느낌이 듭니다. 어떤 처방입니까?

그렇지, 사람을 활활 살리는 처방이다. 이 처방은 붕루과다로 인한 혼모불성(昏冒不省)[28]을 다스리는데 쓰는 처방이다. 보혈, 양혈, 생혈, 익양(益陽)해서 수족궐랭(手足厥冷)[29]을 보하는 처방이다. 붕루와 붕루로 인한 현훈[30], 인사불성에 쓴다. 전생활혈탕 자체가 보혈해서 낫게 한다는 측면도 있고 또한 붕루 증상 그 자체에도 쓴다.

붕루에 쓰는 다른 처방과 비교를 해주세요

전생활혈탕은 궁귀교애탕, 교애사물탕하고 다르다. 궁귀탕, 복원양영탕쪽도 아니고 계지복령환류도 아니다. 일반적으로 애매할 때 쓰면 잘 듣는다.

붕루, 자궁출혈에는 주로 몸이 약할 때는 복원양영탕을 쓰고 좀 튼튼하면 궁귀교애탕이나 교애사물탕 또는 사물탕을 쓴다. 몸이 건실한데도 자궁출혈이 생기는 것은 예전에는 영양부족이나 허약, 노쇠로 조직의 연약으로 인해 그런 것들이 많았던 것

---

[28] 혼모불성(昏冒不省) : 정신이 흐려져 알아보지 못하는 것

[29] 수족궐랭(手足厥冷) : 손발이 차지는 증

[30] 현훈(眩暈) : 어지럼증

같다.

복원양영탕은 허약으로 말초혈관이 연약해지고 심리적인 영향으로 말초에 순환장애가 생겨 조직이 이완되면서 출혈하는 증상에 사용하며, 비교적 연약하고 허약한 사람에게 빈용한다. 반면 전생활혈탕은 소화력이 좋고 더 건실한 사람으로서, 조직의 경색으로 인해 순환장애가 발생되어 출혈하는 증상에 사용한다.

교애사물탕과 비교를 한다면요?

교애사물탕은 사물탕에 임신으로 인한 체열상승을 조절해 주는 황금과 수분적체를 조절해주는 백출, 출혈되는 조직을 직접 아물게 하는 아교가 들어있어 주로 임신출혈에 사용한다. 반면 전생활혈탕은 일반적인 자궁출혈에 사용하며 조직의 긴장과 자궁의 울혈이 겸해 있을 때 적합하다.

Lecture 中統 156 寶 전생활혈탕(全生活血湯)

생지황 숙지황 천궁 각0.5 당귀신 0.75 백작약 승마 각1 고본 0.5 만형자 0.25 방풍 강활 독활 시호 건갈 감초 각0.75 세신 0.25 홍화 0.1

전생활혈탕은 붕루(崩漏), 붕루로 인한 현훈과 인사불성에 사용하는 처방이다. 붕루는 붕(崩)과 루(漏)가 합해진 용어이다. 붕은 갑자기 출혈이 심하게 되는 것이며, 루는 조금씩 지속되는 출혈을 의미하는데, 이것은 자궁출혈의 형태와 정도를 표현한 것이므로 따로 분류할 필요 없이 붕루로 붙여 부른다.

『새로보는 방약합편』 이종대 저

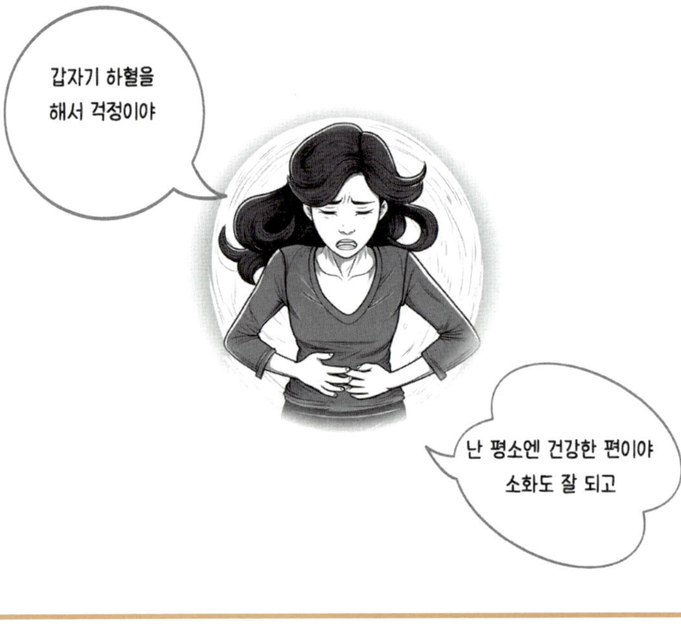
갑자기 하혈을 해서 걱정이야
난 평소엔 건강한 편이야 소화도 잘 되고

치험례

- 단샘 이종대 -

하혈
김○○ 여 40세 소음인 경기도 안양시 관양동 중앙연립

키와 체격이 약간 작은 편이며 소음인으로 보이는 여성이다

▶ 증상

① 10일 전부터 월경을 시작하면서 많은 양의 하혈을 한다.
② 1달 전에도 12일간 월경을 했다.
③ 병원에서는 자궁근종이라 한다.
④ 하혈로 인하여 현훈과 구토가 있다.
⑤ 하혈을 하면 허리가 아프다.
⑥ 식욕이 없다.
⑦ 속이 쓰리다.
⑧ 피로하고 기운이 없다.
⑨ 평소 건강한 편이다.
⑩ 최근 어지러워 쓰러진 적이 있다고 한다.

▶ 투약

1달에 10일 이상씩 하혈을 한다는 소음인 주부에게 전생활혈탕 본방에 식욕이 없고 구토가 있다는 점을 감안하여 백출3돈을 더하여 10일분 20첩을 지어주었다.

▶ 경과

약 한 달 후에 확인해 보니, 그 약을 복용한 이후 하혈이 많이 줄어들었다고 한다. 복용 이후 하혈이 격감한 것으로 보아 잘 맞는다고 보고 같은 처방으로 10일분 20첩을 지어주었다.

산후풍

임상에서는 산후 보약을 많이 찾습니다.

그렇지. 산후의 여성은 체열이 떨어지고 관절이 무력해지는 것을 느낀다. 따라서 건강한 여성이라고 할지라도 보혈제와 온열제가 다수 들어가는 약을 처방하게 된다. 기혈을 보하는 약과 함께 어혈이 있다 해서 거어혈제를 사용하기도 했었는데, 기혈을 보해서 몸의 균형을 유지하게 되면 굳이 거어혈제를 쓰지 않아도 대부분 오로(惡露)[31]라든지 하는 증상들은 없어지게 된다.

최근에는 자연분만보다 수술을 통해 출산을 하는 경우가 많습니다.

그렇지, 그런 경우 고방에서는 당귀작약산[32]이나 계지복령환을 그 사람 체질에 따라 쓰고 후세방으로는 주로 산후 3~4일 안에는 궁귀탕[33]도 좋은 결과를 볼 수 있다. 이후 보약으로 보허탕을 2배량으로 쓴다. 2배량이 아니면 약량이 약하다. 보허탕을 쓸 사람은 보통 자한(自汗)과 부종을 동반한다.

---

31 오로(惡露) : 임산부가 해산한 뒤에 자궁을 비롯하여 성기에서 나오는 이슬을 통틀어서 일컫는 말이다.

32 (금궤요략)당귀작약산 : 당귀 작약 복령 백출 택사 천궁

33 (1-102)궁귀탕 : 천궁 당귀 각5

보허탕

치험례를 보면 선생님은 산후에 보허탕을 많이 쓰셨습니다. 보허탕은 어떤 처방입니까?

보허탕은 보기 위주, 보혈 보조 처방이다. 체질과 상관없이 쓴다. 산후 쑤시고 붓거나 할 때 혹은 별 증상은 없으나 산후조리차 약을 먹으려고 할 때 쓴다. 산후 체열 결핍으로 쑤시고 저리고 할 때는 계지탕 합하여 쓴다. 체열이 결핍되어서 온 것이므로 쑤시고 저리다고 해서 강활, 독활을 써서는 안 된다. 유산후유증에도 보허탕을 쓴다. 유산도 출산으로 보는 것이다. 보허탕을 먹고 젖량이 줄어드는 경우가 많이 있어 주의를 요하기도 한다. 인삼을 먹어서 젖량이 적어지는 것으로 추측이 되는데, 이런 경우는 궁귀조혈음과 같은 약을 먹거나 가미팔진탕류를 먹으면 대부분 좋아지고 목통을 좀 많이 넣어서 쓰면 좋다.

선생님의 치험례를 보면 산후뿐만이 아니라 일반 보약으로도 보허탕을 많이 사용하신 것을 알 수 있습니다.

그렇지, 나는 보허탕을 산후 제 증상뿐만 아니라 임신부종이나 불임에도 많이 활용하였고 소음인 보약으로도 활용하였다. 불임의 원인이 기허에 있을 경우 보허탕을 쓴다. 정리하면 보허탕의 활용범위는 산후허약, 산후 제 증상뿐만 아니라 임신 중

양수배출, 유산예방, 임신 중 보약, 소음인이나 기허증상이 있는 사람의 일반적인 보약으로 활용할 수 있다.

보허탕을 쓰는 처방기준이 어떻게 됩니까?

산후 보약으로 궁귀탕은 산후 즉시부터 7일 이내에 쓸 수 있고, 보허탕은 출산 후 3개월 이내 쓸 수 있다.

나는 보허탕을 ① 출산 뒤 부종이 있거나 자한 또는 한출이 있거나 식욕이 부진할 경우 ② 산후 지절통, 산후요통, 산후두통, 산후무력증, 산후허약, 산후발열 ③ 그 외에도 임신 중 보약, 유산 후유증 등과 산후 질환에는 대체적으로 보허탕을 많이 사용하고 있으며 ④ 소음인의 원인불명의 불임과 일반 보약으로도 많이 애용하고 있다.

전반적으로 온열한 약이라 부작용이 걱정이 되기도 합니다.

가끔 보허탕의 증상인데도 체질에 안 맞으면 부작용이 나는 경우가 있는데 그간의 경험으로 보면, 보허탕으로 오는 부작용 형태로는 ① 발진, 두드러기 ② 번열, 두통 ③ 전신부종, 고열 등이 있다. 주로 ① 몸이 뜨거운 사람 ② 더위는 많이 타나 추위는 전혀 안타는 사람 ③ 얼굴이 붉으며 체력이 튼튼한 사람 ④ 소양인이면서도 눈매가 찢어지거나 강단이 있는 사람 ⑤ 식욕과 소화력이 왕성한 상태에 있는 사람에게 보허탕 부작용이 자주 발생한다.

처방 구성에 대해서 설명해 주세요

보허탕의 처방구성을 보면, 거원전(승마 대신 진피) + 궁귀탕 또는 보원탕 + 궁귀탕 + 백출, 진피로 구성된 처방이다. 군약인 인삼, 백출이 출산 후 몸이 이완되어 부종이 발생하거나 산후회복이 제대로 되지 못할 때 인체를 정상으로 조정해 주며 기운을 북돋아 준다.

산후에 어지럽다고 하는 경우도 있습니다.

어지럼증이나 신경증상 등을 많이 호소할 땐 귀비탕을 써서 혈관 순환 체계를 개선시킨다(보허탕 먹고 별로 진전이 없을 때 고려). 또한 산후 어지럼증은 유풍산[34]을 사용하게 되는데 이것은 형개단미로 이루어져 있다. 아이를 낳는 과정에서 몸의 힘을 많이 주고 용을 쓰는 과정이 혈관의 이완을 초래하게 되는데 이런 경우 형개를 사용한다. 열의 발산과정에서 생긴 혈관의 수축과 이완에 형개를 많이 사용하는 것과 동일하다고 볼 수 있다.

어르신들이 애 낳고 바람 들었다고 흔히 말씀하십니다.

산후에 허약해서 통증이나 지절통이 있으면 바람들었다고 하지. 이것을 산후풍이라고 한다. 이때에도 증상에 맞추어 처방

---

[34] (2-164)유풍산 : 형개 3돈

을 써야한다. 귀비탕, 보허탕, 오적산등을 쓸 수 있다. 산후 한 두 달 정도 지난 시기에 주로 허랭에 의하여 사지의 근육이 위축 경색되어 지절통이 생겼을 때 보허탕을 쓴다. 산후 3개월 정도 이후의 지절통은 산후의 질환으로 보지 않는 경우가 많다. 산후 3개월에서 6개월 이상 된 경우의 지절통은 병이 완고해진 것이다. 이때의 지절통도 원인은 허랭이므로 승습탕[35], 건리탕[36], 부양조위탕[37], 오적산[38], 십전대보탕[39], 가미대보탕[40], 녹용대보탕[41], 대영전, 가미귀비탕, 궁귀조혈음 등을 쓴다.

---

[35] (1-015)승습탕 : 백출 3 인삼 건강 백작약 부자 계피 백복룡 감초 각0.75 강5 조2매

[36] (1-006)건리탕 : 인삼 백출 건강 각2 감초 1 백작약 5 계피 3 강5 조4매

[37] (1-085)부양조위탕 : 부자 2 건강 1.5 초두구 익지인 백작약 인삼 감초 관계 각1 오수유 백출 진피 각 0.5

[38] (2-015)오적산 : 창출2 (마황1) 진피1 후박 길경 지각 당귀 건강 백작약 백복령 천궁 백지 반하 계피 각0.75 감초0.5

[39] (1-033)십전대보탕 : 인삼 백출 백복령 감초 숙지황 백작약 천궁 당귀 각1.2 황기 육계 각 1

[40] (1-003)가미대보탕 : 황기 인삼 백출 백복령 당귀 천궁 백작약 숙지황 각0.7 오약 우슬 두충 목과 방풍 강활 독활 의이인 각0.5 부자 침향 육계 감초 각0.3 강3 조2

[41] (1-030)녹용대보탕 : 육종용 두충 각1 백작약 백출 부자 인삼 육게 반하 석곡 오미자 각0.7 녹용 황기 당귀 백복령 숙지황 각0.5 감초 0.25 강3 조2매

Lecture 上統 116 寶 보허탕(補虛湯)

인삼 백출 각1.5 당귀 천궁 황기 진피 각1 감초 0.75

보허탕은 산후부종(産後浮腫), 기핍(氣乏)[1], 식욕부진, 자한(自汗), 현훈(眩暈), 지절통(肢節痛), 임신보약 등 다양하게 사용하며, 뚜렷하게 증상이 나타나지 않더라도 가장 많이 사용하는 처방이기도 하다. 또한 허약한 임신부의 임신보약이나 유산을 예방하는 약으로도 사용하며, 간혹 불임을 치료하는 목적으로도 사용한다.

『새로보는 방약합편』 이종대 저

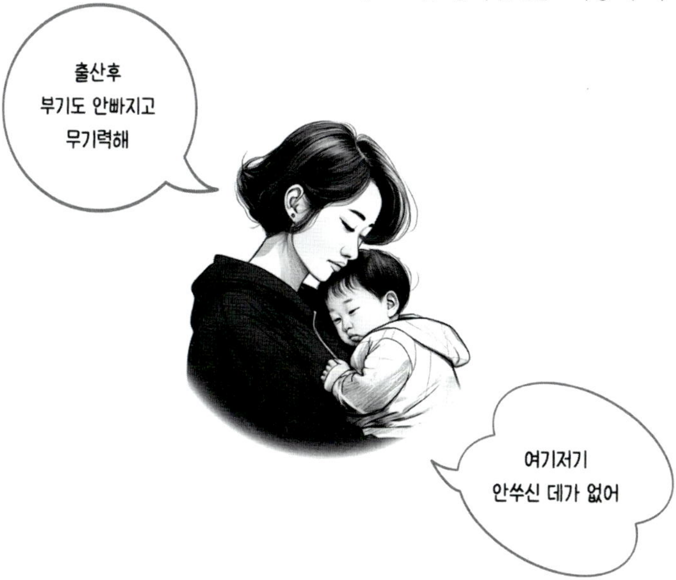
출산후
부기도 안빠지고
무기력해
여기저기
안쑤신 데가 없어

[1] 기핍(氣乏) : 기운이 없는 것

치험례

- 단샘 이종대 -

산후부종 자한(自汗) 숨참 탈기(脫氣) 식욕부진
박○○ 여 28세 소음인
서울시 동대문구 휘경동

평소 조용하고 온순하며 목소리가 작고 부드러우며 체격이 약간 작은 소음인 여성으로 출산한 뒤 10여 일 후부터

▶ 증상

① 전신이 붓는다.
② 식은땀이 전신에 흐른다.
③ 숨이 차다.
④ 식욕이 없다.
⑤ 기운이 없다.
⑥ 몸이 곤권하고 가라앉는다.

▶ 투약

이 부인이 평소 연약한 소음인이고 증상은 산후 허약으로 오는 증세로 보고 산후 제허증에 쓰며 처방 구성 또한 소음인에게 적합한 보허탕을 쓰기로 하고 보허탕 2배량으로 5일분 10첩을 투약하였다.

▶ **경과**

6첩 복용한 후에 부종, 자한, 숨참, 식욕부진, 탈기의 모든 증세가 완전히 소실되었다고 한다. 증세는 소실되었으나 남아 있는 4첩도 마저 복용하고 폐약하였다. 특이한 것은 보허탕의 약리작용에 의한 것인지 아니면 자연적인 것인지 보허탕 복용한 후부터 급격히 유량이 감소하여 젖이 모자라서 아기에게 젖과 우유를 혼용시킨다고 하였다.

대영전

대영전은 어떤 산모에게 쓸 수 있습니까?

대영전은 체열이 많아 몸이 뜨거운 사람에게 쓰는데 보통 열태음인, 체열이 높은 소양인들의 경우에 간간히 사용하게 된다. 하지만 산후에 몸이 뜨거운 사람이 있을 리 만무하다. 보통은 소화력이 좋고 관절 마디마디 쑤시는 산모에게 사용할 수 있다. 이외에 궁귀조혈음을 쓰기도 한다.

대영전과 보허탕을 비교해서 설명해주세요.

산후보약에 20명중 1~2명 정도는 대영전 등을 써야 한다. 이런 사람들은 조열(燥熱)한 성향이 있는 건실한 소양인이나 열성태음인, 태양인일 가능성이 높다. 조열한 사람들은 보허탕이 잘 맞지 않는 경우가 있어서 대영전 등을 쓴다. 산후에 보허탕을 쓰면 점차 젖이 줄거나 젖이 나오지 않는 경향이 있다. 그래서 산모의 건강을 위해 젖이 나올 필요가 없을 경우에는 인삼을 넣기도 한다.

그러면 젖이 안 나올 경우는 어떤 처방을 써야 합니까?

산후 유도가 막혀 젖이 잘 나오지 않을 때는 사상방인 태음조위탕을 쓴다. 인구의 절반 정도가 태음인이다. 이 처방은 대부분 살이 통통한 태음인에게 잘 듣는 경향이 있다.

요즘은 병원에서 출산을 하거나 제왕절개 수술로 인한 항생제를 맞는 영향으로 젖이 일찍 말라 산모가 영양이 풍부한데도 젖이 나오는 유도가 막혀 젖이 안 나오는 경우가 많다. 나의 자부도 약간 통통한 소음성 태음인인데 산후에 젖이 안나 와서 태음조위탕을 3첩 썼더니 젖이 콸콸 잘 나왔다. 이때는 산후에 몸이 이완되어 있을 때이므로 태음조위탕에 마황 대신 갈근을 2돈 정도 넣어 쓴다.

젖이 안 올 때 많은 쓰는 통유탕은 태음조위탕과 어떤 차이점이 있을까요?

원래는 방약합편 중통에 있는 통유탕을 많이 사용했다. 통유탕은 영양이 결핍되어 젖이 잘 나오지 않는 경우에 썼는데 예전에는 자주 사용하던 처방이었으나 근래에는 영양이 좋아져서 점차 사용하는 빈도가 현저하게 줄고 있다. 영양 상태가 좋은데도 돼지 족발 같은 단백질이 다량 포함된 통유탕을 사용하면 오히려 유도가 막혀 젖이 더 안 나오게 되는 경우가 많기 때문이다. 대신에 영양 상태는 좋은데 젖은 잘 나오지 않는 경우, 유선에서 혈액이 젖으로 전화되는 기능이 약화되어 오는 경우가 많으며 이 경우엔, 태음조위탕[42](去 마황 加 갈근)을 쓰는 것이다.

---

[42] 태음조위탕 : 의이인 건율 각3 나복자 오미자 맥문동 석창포 길경 마황 각1

선생님이 대영전을 쓰는 기준을 말씀해주세요.

내가 대영전을 처방할 때는

① 정혈(精血), 즉 진흠휴손으로 인한 전신허약

② 경지(經遲) 및 혈소(血少)

③ 정혈부족으로 인한 근골심복통(筋骨心腹痛)

④ 소화력이 왕성한 자

⑤ 소양인, 소양성태음인, 내열성태음인

⑥ 변비 경향이 있는 자

⑦ 생리를 거르거나 양이 적게 나오는 여성

인지를 확인한다.

Lecture 上統47 益 대영전(大營煎)

숙지황 3~5~7 당귀2~3~5 구기자 두충 각2 우슬 1.5 육계 1~2 자감초1~2

대영전은 정혈(精血)의 결핍으로 인한 경지(經遲), 경소(經少), 불임, 요통, 전신통, 지절통 등에 사용한다.
대영전은 자궁부위에 혈액순환이 저하되어 생리량이 줄거나 생리가 하루 이틀만 나온 뒤 멈출 때, 생리주기가 점차 늦어져 28~30일 주기이던 것이 40~45일 주기로 늦어지는 등의 월경불순에 주로 사용한다. 또 소화력이 중(中) 정도 이상인 여성으로서 점액성 자윤물질이 결핍되어 발생되는 하복통이나 전신통증에도 적합하며, 간혹 자궁발육부진으로 인한 불임에 쓰기도 한다.

『새로보는 방약합편』 이종대 저

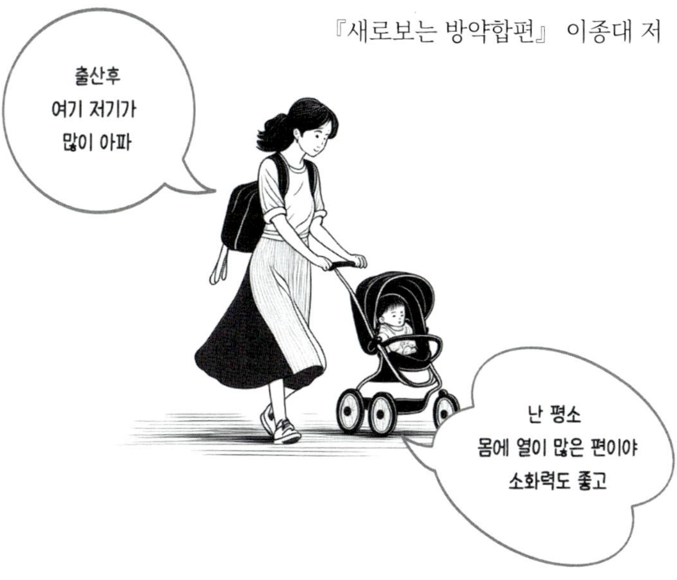
출산후
여기 저기가
많이 아파
난 평소
몸에 열이 많은 편이야
소화력도 좋고

치험례

- 단샘 이종대 -

산후 엉치통, 지절통, 발부종, 피로, 야뇨
이○○ 여 31세 소양인
직장인 경기도 안양시 관양동 원주아파트

보통 키에 보통 체구이며 피부가 희고 단정해 보이는 여성이다.

▶ 증상

① 10일 전 소파수술을 한 뒤부터 엉치가 빠근하게 아파서 앉아 있기가 힘들다.
② 10일 전부터 손목이 아파 걸레를 짜지도 못할 정도이며 발목도 시큰거리고 아프다.
③ 10일 전부터 양쪽 어깨가 시큰거리면서 아프고 무겁다.
④ 10일 전부터 발이 붓는다.
⑤ 피로하고 기운이 없다.
⑥ 야뇨가 1회 있다.
⑦ 늘 꿈을 많이 꾼다.
⑧ 식욕과 소화력은 보통이며 가끔 소화제를 먹는 편이고, 신 것을 좋아하며 찬 것과 단 것은 싫어한다.
⑨ 소파수술을 4번 한 경력이 있다.
⑩ 3년 전에 허리 디스크를 앓았다고 한다.

▶ **투약**

신체 건강한 소양인 부인의 소파수술 뒤에 오는 엉치통을 목표로 대영전 본방에, 소화력이 약한 사람에게 소화장애가 올 수 있다는 점과 가끔 소화제를 복용한다는 점을 감안하여 백출 5돈을 더하고, 야뇨가 있고 신 것을 좋아한다는 점에서 산수유 1.5돈을 더하여 10일분 20첩을 지어주었다.

▶ **경과**

10개월 뒤에 남편과 다시 왔을 때 확인해 보니, 약을 먹고 모든 통증이 사라졌으며 1달 전까지 엉치통과 지절통, 발부종이 없었고 피로와 야뇨도 없어졌다는 것이다. 그러나 최근 1달 전부터 다시 왼쪽 엉치가 아프고 다리가 붓고 전신이 저리고 변비가 심하다고 한다.

증상이 지난번과 거의 비슷하고 지난번의 처방이 효력이 좋은 점을 감안하여 지난번과 같은 대영전으로 10일분 20첩을 지어주었다.

궁귀조혈음

저는 개인적으로 궁귀조혈음을 좋아합니다. 산후에 써서 많은 효험을 본 처방입니다. 선생님은 궁귀조혈음은 어떨 때 사용할 수 있는 처방으로 보십니까?

보허탕이 체질이 허약한 산모(주로 소음인)의 산후 명처방이라면, 궁귀조혈음은 태음인계열이나 소양인 계열의 명처방이라 할 수 있다. 궁귀조혈음은 보허탕보다는 약간 단단하거나 건실한 사람에게 많이 사용하는 경향이 있다. 이보다 더 건실하면 대영전이나 사물탕을 사용하기도 한다.

보허탕을 허약이 두드러지거나 잠재된 사람의 산후 즉시나 출산 1달 이내에 많이 사용한다면 궁귀조혈음은 출산 후 시간이 더 지난 수개월 뒤에 발생하는 산후풍(지절통) 등에 사용한다.

또 궁귀조혈음은 산후일반에 산후방[43]을 위주로 사용하게 되고 여성들의 일반적인 처방에 일반 응용방[44]을 사용한다. 약한 사람에게는 귀비탕이 있다면 귀비탕증보다 혈증이 있는 사람의 일반방에는 궁귀조혈음이 있다고 보면 무리 없다.

---

[43] 궁귀조혈음 산후방 : 당귀 천궁 숙지황 백출 복령 진피 오약 향부자 목단피 각1 익모초 감초 건강 대조 생강 각0.75

[44] 궁귀조혈음 응용방 : 당귀 천궁 숙지황 백출 백복령 진피 향부자 오약 목단피 각1.5 익모초 생강 대추3 감초 각0.5 +강활 목통 각1 사인 우슬 목과 각1.5 두충 빈랑 각1 백작약 속단 각1.5

Lecture 박태기 선생님의 설명

궁귀조혈음은 부인의 산후일절의 기혈을 조리하는데 좋다. 즉 빈혈을 보하고 산후의 오로와 어혈을 제거하며 비위소화기계의 활력을 돕고 부인혈증 특유의 신경증상(神經症狀)을 治한다. 팔미나 대보탕보다는 약간 실증인 자에게 쓰인다. 본방의 복증은 출산 후의 특유한 연약이 목적이지만 산후뿐만이 아니고 상당한 연월을 경과한 자에게도 좋다. 맥은 대개 침약(沈弱)하다. 이 밖에 식욕부진, 현훈, 이명, 두현, 두통, 구갈, 대하, 월경불순, 변비경향 등의 증상에도 유의해야 한다.

태음인 계열이나 소양인 계열 사람의 산후에 쓸 수 있는 처방이고 보약 일반방으로도 쓸 수 있다는 말씀이시죠.

그렇지. 그러나 주로 산후에 많이 쓴다. 산후란 ① 아이를 낳은 직후란 의미와 ② 예전에 아이를 낳은 경험이 있다는 것을 의미하기도 한다. 산후라는 개념을 확대해석할 수 있는 것이다. ③ 즉 궁귀조혈음은 산후의 부녀가 제하허[45]가 있다면 쓸 수 있다. ④ 궁귀조혈음 중에 들어가 있는 빈소산[46]은 하지부종에도 쓰는데 상지부종에도 역시 쓸 수 있다. ⑤ 여성 신경증상 일반에도 사용 할 수 있다.

---

45 제하허(臍下虛) : 복진시 배꼽 아래가 푹 꺼지는 현상

46 (3-135)빈소산 : 창출 향부자 소엽 진피 목과 빈랑 강활 우슬 각1 감초 0.5 총백 3경 생강 3편

궁귀조혈음을 일반방으로 쓸 때 구별점이 있을까요?

궁귀조혈음을 쓸 정황은 ① 팔미[47]를 쓸 정도보다는 미약한 정도의 제하허가 있다. 제하허가 있어도 팔미를 쓸 정도로 제하허가 심한 편은 아니다. 출산으로 인한 임신열흔[48]이나 하복이 연약하여 압진하면 배가 움푹 들어가는 정도이거나 제하허가 약간 있는 정도일 경우에도 궁귀조혈음을 쓴다. ② 그로 인한 요통(출산이나 유산을 많이 해서 요통)이 생긴 것이다. ③ 슬통 - 그러면서 다리가 붓고 아프다고 하기도 한다. ④ 소변빈삭, 소변후중감 - 소변을 자주 보고, 소변을 보고 나서도 시원치 않다고 한다. ⑤ 하복이 더부룩하고 가스가 찬다. 제하허가 비교적 심한 정도면 그로 인하여 대장도 하수 되어 있다고 볼 수 있고 하복이 더부룩하고 가스가 찬다고 한다. ⑥ 대변후중감이 있다. 변비 경향이 있고 대변을 보고도 시원치 않다고 하는 후중감이 있다. ⑦ 부종 - 몸이 약간 붓는다고 한다. ⑧ 견중 - 어깨가 아프다고도 한다. 어깨가 아픈 것이 심하면 계지, 갈근을 6g 넣어준다. 결국 계지가갈근탕의 의미가 된다. ⑨ 그러면서도 소화는 잘 된다고 한다. 궁귀조혈음을 쓸 사람은 진수음(振水音)[49]이 없거나 있어도 심하지 않는다. 진수음이 있더라도 소화는 잘 된다고 한다. 소화가 잘 안된다고 하면 궁귀조혈음을 못 쓴다. ⑩ 피로가 빨리 오고 몸이 많이 지쳐 있는 사람이다. 궁귀조혈

---

[47] (1-040)팔미지황원 : 숙지황 80 산약 산수유 각40 백복령 목단피 택사 각 30 육계 부자 각 10

[48] 임신열흔 : 임신으로 인해 살이 트고 갈라진 흔적.

[49] 진수음(振水音) : 복진 시 배를 두드렸을 때 물소리가 나는 것.

음을 쓸 사람은 힘든 일을 많이 해서 항상 피로하고, 피로가 오랫동안 쌓인 사람이 많다. 밤이 되면 다리가 붓고, 다리가 빠질 듯이 아프다고도 한다.

많은 부인들이 위와 같은 증세를 대부분 가지고 있을 것이다. 대부분 몸을 많이 움직이고 신경을 많이 쓰는 사람들에게 많은 것을 볼 수 있다. 소화력이 어느 정도 되어야 함으로 설사를 자주하는 사람이나 소화력이 좋지 못한 산모는 보허탕 계열로 지어주는 것이 좋다. 산후에 먹을 수 있는 처방과 동시에 아이를 낳아본 경험이 있는 여성의 질환에 자주 쓰이므로 잘 숙지하고 있어야 한다.

Lecture 궁귀조혈음(만병회춘방)

1. 산후방

당귀 천궁 숙지황 백출 복령 진피 오약 향부자 목단피 각1
익모초 감초 건강 대조 생강 각0.75

2. 일반 응용방

당귀 천궁 숙지황 백출 백복령 진피 향부자 오약 목단피 각1.5
익모초 생강 대추 각0.75 감초 0.5 +강활 목통 각1
사인 우슬 모과 각1.5 두충 빈랑 각1 백작약 속단 각1.5

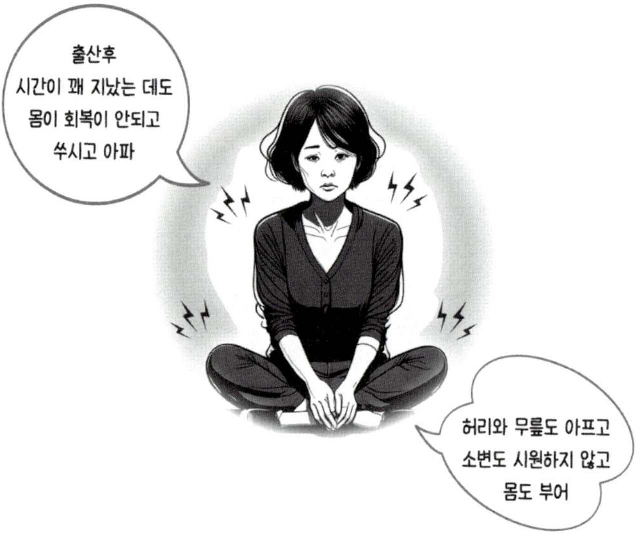
출산후
시간이 꽤 지났는 데도
몸이 회복이 안되고
쑤시고 아파
허리와 무릎도 아프고
소변도 시원하지 않고
몸도 부어

문답 3

냉이 많을 때

난간전

냉이 심해서 오시는 분들이 많습니다. '냉'이란 말 그대로 허랭 증상을 가지고 있는 분들이 많습니다.

하복부가 한랭하고 냉이 많으면 난간전이 좋다. 아니면 익모초 단방만 달여 줘도 좋다. 익모초는 원인불명의 만성 설사에도 잘 듣는다. 요즘은 꾀가 나서 난간전에 익모초를 더하여 쓴다. 이렇게 쓰면 10명 중 8명 정도는 치료된다. 이런 것은 스트레스도 한 원인이 된다. 폐경 이후는 질 조직이 약화되고 건조해지면서 자극에 민감해지므로 염증이 잘 발생 할 수도 있다.

난간전을 냉 이외에 다른 증상에도 사용합니까?

난간전은 아랫배가 차서 복통이 올 때 쓸 수 있는 처방으로 생식기 계통에 온열과 자윤(滋潤)이 결핍되었을 때 사용한다. 그래서 특히 여성 생식기 부위가 허랭(虛冷)하고 자윤이 결핍되어 발생한 하복통, 불임, 생리통, 요통, 냉 · 대하 등에 광범위하게 활용할 수 있다. 난간전에 들어 있는 침향은 값도 비싸고 구하기 어려워 목향으로 대체해서 쓴다.

선생님이 난간전을 쓰시는 기준은 어떻게 됩니까?

난간전은 ① 하복냉 ② 생리불순 ③ 하복통, 요통 ④ 냉이나 대하가 있는 사람 ⑤ 몸이 냉한 사람 ⑥ 자궁의 기능이 좋지 않은 사람에게 쓴다. 적응증으로는 하복냉, 자궁기능약화, 불임, 냉, 생리불순, 요통, 소변불리, 배뇨통, 수족냉, 하복통, 하복팽만, 헛배 부름, 혈뇨 등이다.

아랫배를 따뜻하게 해서 많은 질환을 치료할 수 처방이네요. 처방 구성은 어떻게 되나요?

난간전은 구기자, 당귀, 백복령, 오약, 소회향, 육계, 침향으로 이루어져 있다. 자양제(滋養劑)의 대표적인 구기자가 군약이고, 보혈제인 당귀와 이기제인 오약, 소회향, 목향, 그리고 온열제인 육계로 구성되어 있다. 보혈자윤제인 당귀가 신약(臣藥)으로 자윤의 성격이 강하게 있고, 백복령, 오약으로 조직 내의 습체나 불필요한 물질은 배출시켜 소통시켜 주며, 소회향과 침향이 방향성(芳香性)의 약성으로 하복부 장기들의 운동성을 증가시켜 행기이기(行氣理氣)성을 증가시킨다. 또한 육계의 온열성으로 허랭으로 인한 장애를 개선함과 동시에 순환력을 증가시켜 자윤의 전달과 불필요한 습담들의 배출을 도와준다. 이러한 약성들이 어우러져서 소화기와 생식비뇨기가 집중되어 있는 하복부의 자윤부족과 허랭으로 인한 복통이나 여러 장애를 치료한다. 아울러 점액성 자윤의 증가를 통해서 정력을 증가하는 데에 활용하기도 한다.

따라서 자윤을 공급하면서 온리(溫裏)와 이기(理氣)로 하복부를 온난하게 하면서 기(氣)를 순환시키며 혈액순환을 도와서 하복부의 점액결핍과 허랭으로 인한 모든 질환을 치료한다.

Lecture 냉이란('냉 · 대하'라고도 한다)

질 내 면역체계와 질 내 정상 세균주에 의해 억제되고 있다가 세균주가 항생제나 살정제 등에 의해 파괴되면 진균(칸디다 등)이 증식되면서 질 진균증(소양감, 작열감, 치즈같이 진하고 하얀 질 분비물)이 생기거나 성적으로 활발한 여성들이 여러 대상자와 성관계를 갖는 등의 여러 요인에 의해 질 내 정상 균주 중 질 가드네렐라, 마이코프라스마가 과도하게 증식 생선 썩는 냄새나 회백색 질분비물과 소양감 호소 등의 증상들이 나타나고 대부분 양방치료를 하면 쉽게 치료되나 재발이 무척 잦다. 한방에서는 이것을 냉이라고 한다. 질 부위에 잡균이 많아서 가렵고 악취가 나면서 냉이 나오는 것이다.

- 냉이 투명할 때 : 하복부 냉통, 순환저하 → 하복부에 자궁혈류저하, 이때 외부의 세균으로부터 보호하기 위한 분비물.
- 대하 : 질이나 자궁내막에서 서식하는 잡균들과의 싸움에서 발생한 백혈구 시체라 볼 수 있다. → 노란색 냉이 가려움과 동시에 질과 음문에 세균에 감염

Lecture 上統 90 益 난간전(煖肝煎) : 理氣補血, 散寒止痛

구기자 당귀 각0.75 백복령 오약 소회향 육계 각0.5 침향0.25

난간전은 자윤 결핍으로 인해 하복부 조직이 긴장 · 경직되어 기능이 저하되고, 이로 인해 복통이나 냉 · 대하, 불임, 요통 등이 발생했을 때 사용한다.

조문을 보면 '간신한(肝腎寒) 소복동통(小腹疼痛) 산기(疝氣)를 치료한다고 했는데, 하복부 조직, 즉 생식기조직, 소화기 조직, 비뇨기조직에 자윤이 결핍되어 조직이 긴장 · 경직되고, 이로 인해 순환장애가 발생되며, 그 결과 산통이 발생했을 때 사용한다는 의미이다.

『새로보는 방약합편』 이종대 저

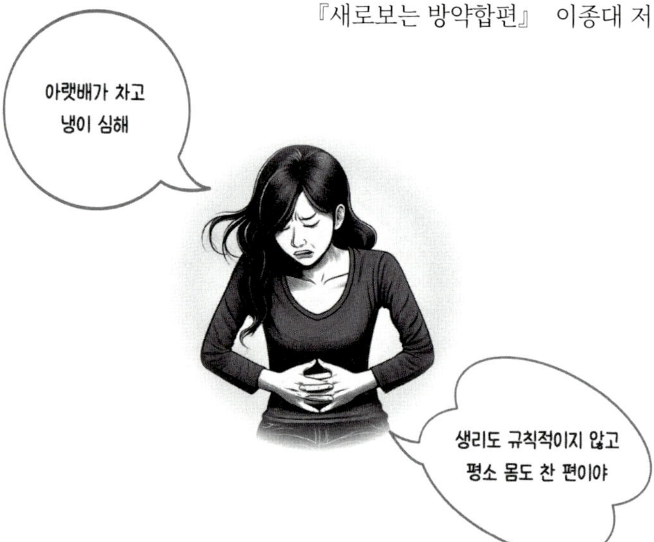
아랫배가 차고
냉이 심해
생리도 규칙적이지 않고
평소 몸도 찬 편이야

치험례

- 단샘 이종대 -

냉·대하 음문통 하복통, 음문소양감
김○○ 여 37세 태음인
주부 경기도 안양시 비산3동 성원아파트

3년 전에 유산을 한 뒤로 혈루가 있어 복원양영탕을 복용하여 쾌유한 적이 있는 부인으로 이번에는 냉과 대하가 있어 내방하였다.

▶ 증상

① 냉이 많다.
② 색깔은 처음에는 노란색이었으나 지금은 하얀색으로 나온다.
③ 가렵지는 않으나 음문이 따갑다.
④ 병원에서는 자궁이 헐었다고 한다.
⑤ 위의 증상 때문에 8월인 현재까지 올해에만 자궁암 검사를 3회나 하였다.
⑥ 아랫배가 매우 차서 저녁에는 다리미를 배 위에 올려놓는다.
⑦ 월경통이 예전보다 심해졌다.
⑧ 월경주기는 40일로 규칙적이며 월경시 덩어리로 나온다.
⑨ 식욕과 소화력은 보통이다.
⑩ 배에 가스가 차며 특히 피로할 때나 신경을 쓰면 심해진다.
⑪ 대변과 소변에 이상은 없다.

▶ **투약**

하복이 냉하고 배에 가스가 차는 태음인 여성의 냉과 대하를 목표로 난간전 본방에 익모초 2.5돈을 더하여 본인의 요청대로 20일분 40첩을 지어주었다.

▶ **경과**

3년 뒤에 음문이 가렵다면서 약을 지으러 왔을 때 확인해 보니, 전에 약을 복용하고 냉과 대하, 음문이 따갑던 증상이 소실되고 아랫배가 찬 것도 많이 호전되어 그동안은 잘 지냈다고 한다. 그런데 근래에 와서 다시

① 음문이 가렵다.
② 월경 전후나 부부관계 후에는 더 심해진다.
③ 병원에서는 자궁이 헐었다고 한다.
④ 월경통이 심하다.
⑤ 배가 가스가 많이 찬다.

이번 증상도 지난번의 증상과 비슷하므로 지난번과 같은 처방으로 10일분 20첩을 지어주었다. 10년 뒤인 4월 초순에 다시 약을 지으러 왔다, 경과를 확인해보니, 전에 약을 복용하고 음문이 가려운 것이 격감되었다고 한다. 다시 요청대로 지난번과 같은 처방으로 10일분 20첩 지어주었다.

문답 4 생리통(生理痛)

생리통으로 고생하는 분들이 상당히 많습니다. 연령대도 다양하고 지속적이고 고통스럽다고 호소합니다. 생리통의 원인을 무엇으로 보십니까?

대개 허랭의 영향으로 자궁에 피가 고여 압박되어서 생긴다(자궁의 과도한 수축으로 인한 통증). 난소 호르몬의 부조화로 인하여 자궁 출혈이 야기되기도 한다. 생리 전 증후군이 많은데 보통은 두통과 요통 그 밖에 얼굴과 등에 여드름이 붉어지고 많아지는 것을 보게 된다. 임신이 되지 않으면 자궁내막이 벗겨져 자궁으로 배출되는 것이 월경인데 이때 생기는 자궁 주위의 충혈이나 울혈, 자궁의 수축 운동이 생리통을 유발한다. 이것은 자궁의 혈류변화와 호르몬의 변화가 신체에 어떤 영향을 주는가도 알게 해주는 좋은 지침이 된다.

생리통에 쓸 수 있는 처방이 뭐가 있을까요?

생리통에는 주로 계지, 작약, 현호색, 향부자가 들어가는 처방을 쓴다. 계지, 작약이 울체된 피를 헤쳐준다. 작약이 평활근의 긴장과 수축을 원활하게 하여 혈액의 활동 또한 활발하게 한다. 작약이 (근육을) 움직이려면 계지의 열이 필요하다. 작약이 근육을 움직이면 계지가 강심시켜 말초까지 혈액을 보내준다. 그리하여 자궁에까지 혈액이 들어가 묵은 혈액을 빼 내주어 어혈을 고친다. 혹은 소건중탕 + 현호색, 향부자, 소회향 해서 쓰기도 하고 조경종옥탕[1]을 쓰기도 한다.

조경종옥탕

조경종옥탕은 불임약이 아닙니까?

그렇지, 불임약이지. 그러나 신체조건만 맞으면 생리통에 좋은 효과를 볼 수 있다. 그래서 생리통에 가장 많이 사용하는 처방이기도 하다. 소화가 안 되면 숙지황을 뺀다. 원래 허랭하면 오적산에다가 어혈과 요통에 쓰이는 목향, 소회향, 도인, 빈랑, 현호색, 향부자 등을 쓴다. 혹은 아랫배가 차서 나타나는 생리통에는 배를 따뜻하게 해주는 부자이중탕[2]을 쓰기도 한다. 체열이 높고 소화력이 좋은 사람들한테는 도홍사물탕[3]가감해서 쓰기도 한다. 양방에서는 가벼운 운동과 핫팩 처방을 쓰고 또는 자궁의 과도한 수축으로 보고 진통제를 처방하기도 한다. 고방에서 보면 실증인 경우에 얼굴이 지저분하고 좌하복이 압통이

---

1 (1-101)조경종옥탕 : 숙지황 향부자초 각 1.5 당귀신 오수유 천궁 각 1 백작약 백복령 진피 현호색 목단피 건강초 각0.8 관계 숙애 각 0.5 강3편

2 (1-009)부자이중탕 : 부자 인삼 백출 건강 감초 각1

3 (의종금감)도홍사물탕 : 당귀 도인 생지황 적작약 천궁 홍화

심한 경우 도인승기탕[4]을 쓰기도 한다. 대체로 어혈이라고 보는 경우가 많은데 당귀작약산, 계지복령환 등을 허실에 따라 사용하게 된다.

어린 여학생들도 심한 생리통으로 고생합니다

그렇지, 안타까운 일이지. 이것은 환경호르몬 영향 때문에 그렇다. 보통 환경호르몬에 노출이 빈번해져서 자궁내막염이 생긴 경우에 생리통이 극심하게 된다. 자궁내막염이 안 생긴 경우라 할지라도 환경호르몬이 유사 에스트로겐으로 작용으로 자궁벽을 비후시켜 압박하면 통증이 심해짐으로 환경호르몬의 영향을 적게 받는 생활방식을 권유하는 것도 중요하다.

---

[4] (3-013)도인승기탕 : 대황 계심 망초 각2 감초 1 도인 10매

Lecture 환경호르몬과 자궁내막염

보통 생리를 할 때 자궁벽이 비후된 것이 벗겨지면서 자궁의 압박으로 혈이 밖으로 나가게 된다. 이런 경우 보통 월경 중에 탈락한 자궁내막조직이 질을 통해 배출되지 않고 난관을 따라 골반 내로 들어가기도 한다. 이런 현상을 월경혈이 역류한 것이라고 표현한다.

건강한 여성은 역류한 월경혈을 청소하는 면역감시시스템이 작동을 하는데, 면역감시시스템에 교란이 생기면 역류한 월경혈을 청소하지 못하고 자리를 잡아서 자궁내막증 병소를 형성한다. 이 과정에서 중요한 역할을 하는 것이 환경호르몬이다. 환경호르몬은 면역감시에 교란을 일으킬 뿐만 아니라 에스트로겐 유사작용을 해서 자궁내막조직의 생존에 영향을 준다.

자궁내막증은 에스트로겐과 접촉을 하면 병소가 증식하고 커지는 성질이 있기에, 환경호르몬에 많이 노출되는 여성은 자궁내막증의 크기가 점점 커지게 된다. 또한 역류된 월경혈이 잘못 붙은 자궁내막조직은 월경주기에 따라 호르몬에 반응하게 되어 월경기간에 출혈을 일으키게 된다. 출혈은 질을 통해 배출되지 못하고 주변 조직에 자극을 일으키고 복부 동통과 반흔을 남기게 된다. 난소를 자극하면 통증을 유발하는 낭종을 유발하기도 한다.

오적산

오적산도 생리통에 많이 쓰는 것으로 알고 있습니다.

그렇지. 예전에는 오적산을 많이 썼지. 오적산은 여러 증상에 광범위하게 쓰이는 처방이다. 여기서 오적이란 혈적(血積), 기적(氣積), 담적(痰積), 냉적(冷積), 식적(食積)을 말한다. 오적산의 활용범위는 감기, 불임, 소화불량, 설사, 복통, 견비통, 냉, 좌골신경통, 알러지성 비염, 비후성 비염, 천식, 편도염, 생리통 등으로 아주 광범위하다.

오적산의 작용기전이 뭐길래 이렇게 광범위하게 쓰이는 걸까요?

오적산은 허랭(虛冷)으로 인한 인체의 기능 저하로 발생한 울체(鬱滯)와 소화 장애를 풀어준다. 울체가 생긴다는 것은 신체 기능이 일시적으로 저하되어 있다는 것으로, 이러한 상태에서 발생하는 모든 증상에 오적산을 두루 응용할 수 있다. 오적산은 온열시킬 뿐만 아니라 소도(消導)[5], 거담(祛痰), 활혈(活血) 등으로 신체 기능을 활성화해서 장애를 없앤다. 나이가 들수록 신체 기능이 저하되어 허랭해지기 때문에 오적산은 젊은 사람보다 나이 든 사람에게 응용할 경우가 많다. 그래서 허랭하거나 나이

---

[5] 소도(消導) : 식체를 제거하여 비위의 운화기능을 회복시키는 방법

든 사람에게 통치방 개념으로 오적산을 쓰는 것이다. 따라서 열실한 사람에게 사용하면 부작용이 발생할 가능성이 있다. 그러나 젊은 사람이라도 몸이 허랭하면 오적산을 쓸 수 있다.

오적산을 쓰기에 적합한 신체조건은 허랭한 사람이겠네요?

그렇지. 오적산은 ① 한습하고 하복이 냉한 태음인, 소음인 혹은 냉성 양허증 소양인 ② 성격은 내성적이고 부드럽고 원만하며, 온순하고 느리고 과묵하고 연약한 사람 ③ 추위를 많이 타고 손발이 차고 얼굴, 입술, 손바닥에 붉은색이 거의 없는 사람 ④ 아랫배가 차고 하체도 차고 하복, 엉치, 다리까지 시리다고 하는 사람 ⑤ 소화력이 약하고 식사량이 적은 사람 ⑥ 대변이 무르거나 가늘고, 찬 음식을 싫어하고 뜨거운 음식을 좋아하는 사람 ⑦ (대장이 나빠서)복통 – 특히 제복통[6]이 있으며 자주 배가 아프다고 하는 사람에게 쓸 수 있는 처방이다.

그러면 이에 해당되지 않는 사람은 주로 열실한 사람이겠군요.

그렇지. 중간형의 사람도 있겠지만 오적산을 쓰기에 부적합한 사람은 ① 순환 대사가 왕성한 사람으로 변이 되거나 굳다고

---

[6] 제복통(臍腹痛) : 배꼽노리가 아픈 증상. 차가운 기운(한사寒邪)이 소음경(少陰經)에 침입해서 생긴다. 한사를 없애면서 통증을 멎게 하는 방법으로 오적산을 쓴다.

하거나 물을 많이 마신다고 하면 일단 오적산의 신체조건일 가능성이 적다. ② 성격이 급하고 행동이 빠른 소양인 ③ 뼈대가 크고 단단하고 근육질인 사람 ④ 추위를 안 타고 더위를 많이 타는 열성 체질 ⑤ 고열을 띤 감기, 소화기 장애에는 적합하지 않다.

선생님의 책 '감기의 한약 치료'에 보면 오적산을 감기에도 사용하고 있습니다.

그렇지. 나는 체열이 약간 낮거나 소화 장애를 겸한 일반감기, 추위를 타며 배가 차고 소화력이 약하거나 소화불량이 있는 사람의 감기에 사용한다. 체열이 결핍되기 쉬운 음인이나 체열을 과도히 소모한 양인, 체력이 약한 사람은 마황 대신 소엽을 사용한다.

오적산은 처방 구성이 복잡해 보입니다

기초처방을 공부하면, 처방 구성이 그리 복잡하지 않다. 오적산을 분석하면, 평위산(食積) + 이진탕(痰積)+ 사칠탕, 길경지각탕(氣積) + 사물탕(血積)+마황탕, 이중탕일부(寒積) 등으로 이루어져 있다. 그래서 오적을 다스릴 수 있는 것이다.

감기에 사용하는 소청룡탕[7]과는 어떤 차이점이 있습니까?

소청룡탕과 비교하면, 기침이나 비색 등의 증상은 대동소이하지만 소청룡탕은 체력이 중이상으로 허랭한 상태가 아니며 감기로 인한 비색, 천식, 비염 등에 사용하는 반면에, 오적산은 허랭을 겸하고 있어 하복이 차거나 소화력이 약한 사람의 위의 증상이나 몸살에 사용한다.

[7] (2-027)소청룡탕 : 승마 백작약 오미자 반하 각1.5 세신 건강 계지 감초 각 1

Lecture 中統 13 寶 오적산(五積散)

창출2 (마황1) 진피1 후박 길경 지각 당귀 건강 백작약 백복령 천궁 백지 반하 계피 각0.75 감초0.5

오적산은 허냉(虛冷)과 소화 장애가 바탕이 되어 발생하는 소화불량, 복통, 설사 등 소화기 질환, 감기를 비롯한 알러지성 비염, 비후성 비염, 천식, 편도염 등 호흡기질환, 생리통이나 냉·대하, 불임 등 부인질환, 요통, 좌골신경통, 좌섬요통, 견비통, 슬통, 각기(脚氣)[1] 등 근골격계 질환에 사용하는 처방이다.

『새로보는 방약합편』 이종대 저

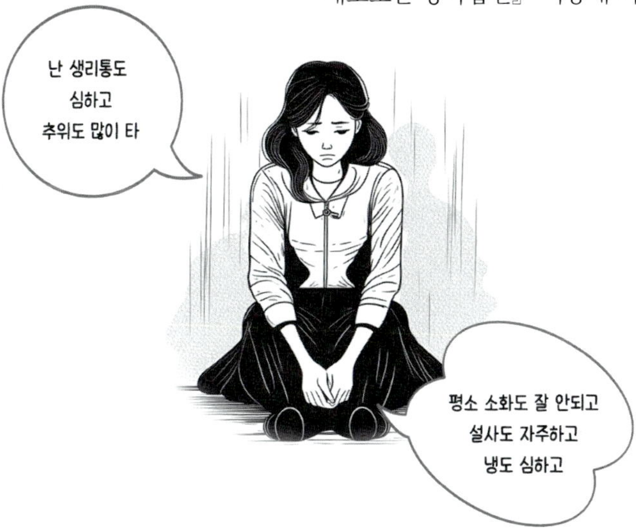
난 생리통도
심하고
추위도 많이 타
평소 소화도 잘 안되고
설사도 자주하고
냉도 심하고

[1] 각기(脚氣) : 다리에 힘이 약해지고 저리거나 지각 이상이 생겨서 제대로 걷지도 못하는 병증.

치험례

- 단샘 이종대 -

하복통, 하복냉, 월경통, 배란성출혈, 냉·대하, 설사빈발, 수족부종
김○○ 여 28세 소음인
학원강사 경기도 안양시 동안구 호계1동

오목한 얼굴에 약간 가늘어 보이며 학원강사를 한다는 소음인 여성이다.

▶ 증상

① 2년 전부터 하루 종일 아랫배가 차갑고 아랫배 오른쪽이 가끔 쑤시면서 아프다.
② 3년 전부터 냉이 많고 가끔 가렵기도 하며 냄새도 심하다. 현재 산부인과에서 냉을 치료 중이다.
③ 초경 때 이후로 월경 하루 전날부터 이틀간 밑이 빠지는 듯한 하복통이 있다.
④ 1년 전부터 2~3일 정도 배란성 출혈이 있다.
⑤ 어릴 때부터 여름에 찬 것을 많이 먹으면 하루에 2~3번 정도 설사를 한다.
⑥ 1년 전부터 아침에 손발이 차고 기운이 없는데 오후에는 부기가 빠진다.
⑦ 손발은 따뜻한 편이지만 아랫배가 매우 차다.
⑧ 대변은 1일 1회 보나 가늘다.
⑨ 하품을 자주 한다.
⑩ 잘 놀란다.
⑪ 조금만 걸어도 숨이 차다.

⑫ 신경질과 건망증이 늘었다.
⑬ 월경불순이 있고 덩어리도 있다.

▶ **투약1**

하복통과 냉·대하, 월경통이 모두 하복의 허냉으로부터 발생하는 것으로 보고 오적산 1.5배량에서 마황을 빼고 소엽1.5돈, 황기 2.5돈을 더하여 10일분 20첩을 지어주었다.

▶ **경과1**

약 한 달 반 후인 9월 중순에 내방 했을 때 확인해보니,
① 하복이 차던 것이 경감되었으며 하복이 아프던 것도 없어졌다.
② 많은 양의 냉·대하도 많이 줄어들었다.
③ 월경통과 배란성 출혈이 없어졌다.
④ 설사 빈발도 소실되고 손발이 붓는 것도 격감되었다.

▶ **투약2**

본인이 약을 더 지어달라고 요청하여 지난번과 같은 오적산으로 1제씩 2회를 더 지어주었다.

▶ **경과2**

1년 뒤인 다음 해 10월 하순에 왔을 때 확인해보니, 지난번 약을 복용하고 그동안 괜찮았었다고 한다. 단지 근래에 배란기 출혈이 다시 있다고 한다. 이번에도 같은 오적산으로 1제를 지어주었다.

그러나 2달 뒤인 12월 초순에 다시 내방 했을 때 확인해 보니, 아직 차도가 없다고 하여 이번에는 보허탕에 계지를 더하여 1제를 지어주었다. 다음 해 10월에 유산기가 있다면서 내방 했을 때 확인해보니, 약을 복용한 후에 서서히 증상이 호전되었다고 한다. 이번에는 임신보약으로 보허탕으로 1제를 지어주었다.

당귀사역탕

오적산이 당귀사역탕의 용법과 상당히 유사합니다.

그렇지, 당귀사역탕은 한산(寒疝)[8]에 쓰는 처방으로 제하복통[9]에 사용한다. 응용범위는 기본적으로 아랫배가 찬 사람의 복통, 하복통, 불임증, 수족냉, 변비, 질염, 전립선비대, 신장결석 등이다. 이러한 증상들이 허랭한 상태에서 발생할 경우에 사용할 수 있다.

아랫배가 차면 대부분이 허랭하여 대변이 묽게 되거나 설사하게 되는데, 당귀사역탕은 아랫배가 허랭함에도 불구하고 변비 증상이 있을 때 쓰는 처방이다. 이것은 하복의 허랭과 더불어 자윤 결핍과 순환장애를 겸했다고 볼 수 있다.

하복통에 사용하는 반총산과는 어떤 차이가 있을까요?

반총산은 허랭과 조직의 경색으로 인한 심한 통증에 사용하고 온리, 이기, 행기하는 작용이 있으나 자윤성이 없는 반면, 당귀사역탕은 허랭과 자윤의 결핍으로 인한 혈행 장애가 바탕이며 증상으로는 배가 차면서 대변이 굳고 통증은 반총산 보다 덜하다. 반총산은 통증이 격심한 경우가 많다.

---

[8] 한산(寒疝) : 일종의 급성 복통의 병증이다, 한습이 배속에 몰리므로 생긴다. 배꼽주위가 뒤틀리 듯 아프고 식은땀이 나며 팔다리가 싸늘하고 심하면 전신이 싸늘해지며 팔다리가 저려서 무감각해진다.

[9] 제하복통 : 배꼽아래 복통

Lecture 中統 152 寶 당귀사역탕(當歸四逆湯)(衛生寶鑑方)

당귀1.2 부자(포) 관계 회향 각1 백작약 시호 각0.9 천련자 현호색 백복령 0.7 택사 0.5

당귀사역탕은 아랫배가 찬 사람의 복통, 하복통, 불임증, 수족냉, 변비, 질염, 전립선비대증, 신장결석 등에 사용하는 처방이다. 이처럼 다양한 증상에 공통적으로 사용할 수 있는 것은 당귀사역탕이 하복냉을 개선해주기 때문이다.

『새로보는 방약합편』 이종대 저

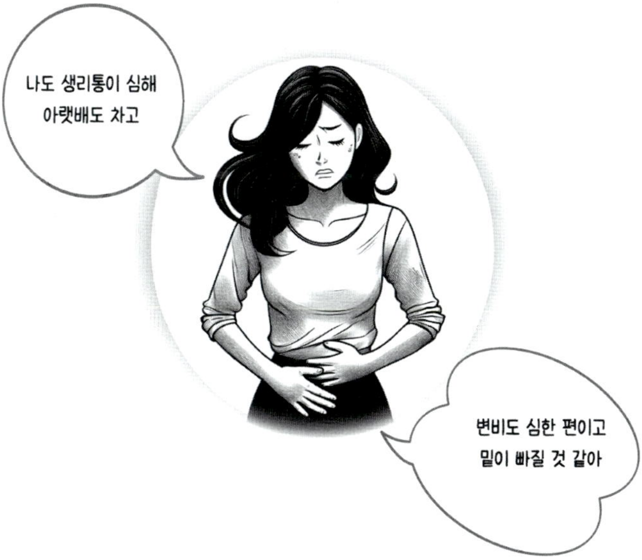
나도 생리통이 심해
아랫배도 차고
변비도 심한 편이고
밑이 빠질 것 같아

치험례

- 단샘 이종대 -

하복통 음탈감
유○○ 여 37세 태음인
경기도 안양시 관양동 삼호빌라

2년 반 전에 임신이 안 되어 조경산을 복용한 이후 곧바로 임신하여 출산한 부인으로 37세의 태음인이다.

▶ 증상

① 지난달부터 아랫배가 변이 마려운 것도 같고 월경통 같기도 하면서 항시 사르르 아프다.
② 19개월 전 둘째 출산 이후부터 아랫배 아픈 증세가 있었는데 당시에는 월경 시에만 있었으나 1달 전부터는 계속 불편하다.
③ 신경을 쓸 때나 과로를 하면 밑이 빠지는 음탈감이 있다.
④ 1~2일에 1회씩 대변을 보는데 힘들고 조금밖에 안 나온다.
⑤ 신경을 쓰거나 힘들면 구내염이 자주 발생한다.
⑥ 잘 때 손이 저리다.
⑦ 전에는 월경시 아랫배와 허리만 조금 아팠으나 최근에는 아랫배와 허리뿐 아니라 유방도 몹시 아프다.
⑧ 최근 월경이 불규칙하다.
⑨ 줄넘기를 20번 정도 하면 소변이 질금질금 나온다.
⑩ 1달 전부터 아랫배가 차서 잘 때 이불을 꼭 덮어야 한다.

⑪ 땀을 많이 흘린다.

⑫ 식욕과 소화력은 왕성하다.

▶ **투약**

배가 차고 변비가 있는 태음인 주부의 출산 뒤에 발생하여 1달 전부터 발생한 하복통과 음탈감을 목표로 당귀사역탕 2배량으로 10일분 20첩을 지어주었다.

▶ **경과**

1년 6개월 뒤에 다시 왔을 때 확인해 보니, 지난번 약을 복용한 뒤로 아랫배가 사르르 아프던 것과 음탈감이 없어졌다고 한다. 이번에는 4개월 전부터 월경이 늦춰지고 냉도 있으며 두통 및 항견통이 있고 한쪽 다리에 쥐가 난다고 한다. 지난번 약을 복용한 이후 하복통과 음탈감은 없어졌으므로 당귀사역탕이 이 부인에게 적합하다고 보고, 이번에는 증세가 다소 다른 월경불순과 냉을 목표로 같은 처방으로 10일분 20첩을 지어주었다.

문답 5

생리량 감소

대영전

생리량이 줄었다 하는 분들이 있어요. 물론 나이가 들어 줄어든 경우도 있지만 젊은 사람들도 상당히 있습니다.

이럴 땐 생리량이 감소한 경우, 생리 지속시간이 줄어든 경우, 그리고 생리 주기가 짧아진 경우로 나누어 생각해볼 수 있다. 인체의 에너지는 가장 중요한 순서대로 쓰인다. 먼저 기초대사-순환기 호흡기에 우선 쓰이고, 다음은 소화기에 쓰이고 그다음 생식기에 쓰인다. 그래서 몸이 약해지면 1차로 생식기능-정력이 약해진다. 번식은 남아도는 에너지로 한다. 그래서 번식기는 생명 기능이 가장 왕성하여 에너지 또한 가장 왕성한 시기다. 자궁은 생식기능의 핵심이다. 체력이 약해지면 생리량도 줄어든다. 경지[1]나 생리량 감소에, 소화력이 좋으면 대영전, 우귀음 등을 쓴다. 이 처방들은 난소호르몬 기능을 조절해준다. 특히 대영전은 가슴이 작거나 엉덩이가 작은 경우에도 쓴다. 윤경일 선생의 경험에 의하면, 가슴과 엉덩이가 매우 빈약하던 여교사에게 대영전을 장기간 썼더니 가슴과 엉덩이가 정상에 가까운 발육을 볼 수 있었다고 한다.

[1] 경지(經遲) : 생리지연(生理遲延)

가슴이 작거나 엉덩이가 작은 경우에 대영전을 쓰는 이유는 무엇입니까?

발육 부진으로 볼 경우가 있다. 정혈이 부족해서 그렇다고 판단될 때 쓸 수 있다.

대영전을 써서 발육에 필요한 영양분을 공급해 준다는 말씀이시죠?

그렇지. 대영전은 정혈(精血)이 부족하고 진음휴손(眞陰虧損)[2] 하여 발생한 여성 질환에 쓸 수 있는 처방이다. 하초(下焦)기능 중, 특히 자궁 부위의 혈류순환이 저하되어 생리량이 줄거나 생리가 하루 이틀만 나온 뒤 멈출 때, 생리일수가 점차 늦어져 28~30일 주기이던 생리 주기가 45일 이상 늦게 나오는 등의 생리불순에 사용한다. 또 대영전은 소화력이 중정도 이상인 여성으로 점액성 자윤이 결핍되어서 발생한 하복부나 전신 통증에 적합하다. 간혹 자궁발육부진으로 인한 불임(不姙)에도 대영전을 쓰기도 한다. 요즘은 결혼을 늦게 하여 나타나는 고령 난임에 많이 사용한다.

---

[2] 진음휴손(眞陰虧損) : 신음(腎陰)이 허하거나 부족해져서 손상이 나타난 것. 신음이 허하면 허리가 시큰거리고 몹시 피로하며 현운, 이명, 유정, 조루가 있고 입이 마르며 목구멍이 아프고 손발바닥에 열감이 있으면서 가슴에 번열이 나고 오후에는 조열이 있으며 맥이 세삭한 증상이 나타난다.

처방 구성에 대해서 설명해주세요.

대영전은 정원음(숙지황, 감초, 당귀) 에 자윤제인 구기자, 두충, 우슬과 온열제인 육계로 구성되어 있다. 군약인 숙지황과 당귀는 조혈(造血), 활혈(活血)기능으로 혈액의 감소, 순환장애 등으로 인한 증상들을 개선하고, 숙지황, 당귀, 두충, 우슬, 구기자는 하초(下焦)에 자윤을 공급하고, 육계의 온열성을 통하여 순환력을 높이고 약물흡수를 촉진한다. 따라서 정혈(精血)의 부족에 따른 생리량 감소, 생리지연, 자궁발육부진, 근골심복통, 요통 등 산전, 산후 질환에 자주 사용할 수 있는 처방이다.

대영전의 다른 응용사례가 있습니까?

처제가 입덧할 때 대영전을 썼다. 그랬더니 입덧이 멈추었다. 입덧은 자궁양수가 소화기 조직에 직접 스며들거나 그 주위에 엉겨있어서 생긴 것이다.

Lecture 上統47 益 대영전(大營煎)

숙지황 3~5~7 당귀 2~3~5 구기자 두충 각2 우슬 1.5 육계 1~2 자감초 1~2

대영전은 정혈(精血)의 결핍으로 인한 경지(經遲), 경소(經少), 불임, 요통, 전신통, 지절통 등에 사용한다.
대영전은 자궁부위에 혈액순환이 저하되어 생리량이 줄거나 생리가 하루 이틀만 나온 뒤 멈출 때, 생리주기가 점차 늦어져 28~30일 주기이던 것이 40~45일 주기로 늦어지는 등의 월경불순에 주로 사용한다. 또 소화력이 중(中) 정도 이상인 여성으로서 점액성 자윤물질이 결핍되어 발생되는 하복통이나 전신통증에도 적합하며, 간혹 자궁발육부진으로 인한 불임에 쓰기도 한다.

『새로보는 방약합편』 이종대 저

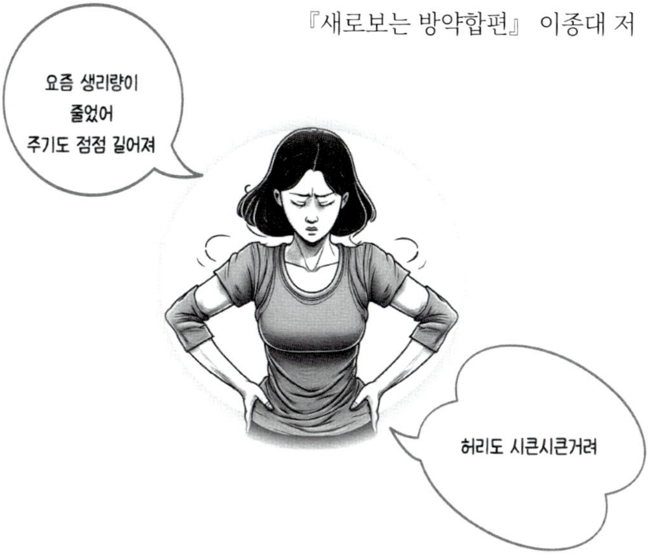
요즘 생리량이
줄었어
주기도 점점 길어져
허리도 시큰시큰거려

치험례

- 단샘 이종대 -

요통, 견비통, 면홍(面紅), 경소(經少)
임○○ 여 31세 태음인
직장인 서울시 관악구 신림 12동

보통 체격으로 컴퓨터 업무를 주로 한다는 태음인으로 보이는 여성이다.

▶ 증상

① 1년 전 출산 이후 전산실에서 일을 해서인지 어깨와 팔 등이 전체적으로 조금씩 아프다.
② 4개월 전에 자연유산을 한 후로 월경량이 줄어 1~2일 밖에 하지 않는다.
③ 아침 출근할 때 찬바람을 맞으면 유독 얼굴이 붉어진다.
④ 평소 추위를 타는 편이다.
⑤ 아랫배가 간혹 차다.
⑥ 식욕은 보통이고 소화력은 좋다.

▶ 투약1

자연 유산한 이후 월경량이 격감되었으나 소화가 잘 되는 태음인 여성의 요통 견비통을 목표로 대영전 본방에서 육계를 4돈으로 증량하고 창출 4돈 인삼 4돈을 더하여 10일분 20첩을 투약하였다.

▶ 경과1

약을 복용한 후에 요통 및 찬바람을 맞으면 얼굴이 붉어지는 증상이 소실되고, 어깨와 팔의 통증이 격감되고, 월경량이 많아져 4~5일 동안 월경을 하였으며, 며칠 전부터 다시 허리가 조금씩 아프다며 약을 지어달라는 전화가 왔다.

▶ 투약2

비록 2개월 뒤에 다시 재발한 요통이지만 지난번 약이 효력이 있다고 보고 같은 처방으로 10일분 20첩을 투약하였다.

▶ 경과2

다시 3개월 뒤에 아들의 보약을 지으러 왔을 때 물어보니, 지난번 약을 복용하고 효과가 좋아 몸이 개운하고 그동안 괜찮았다고 한다. 그런데 2달 전에 출산한 후부터 다시 요통과 슬통이 재발하여 약을 지으러 왔다고 한다.

출산으로 인하여 몸이 전반적으로 허약해져 요통과 슬통이 재발한 것으로 보고 지난번과 같은 처방으로 10일분 20첩을 투약하였다.

문답 6 불임

최근 불임부부들이 많이 느는 추세입니다.

그렇지. 불임은 부부 10쌍 중 1쌍 꼴로 발생한다. 피임을 전혀 하지 않고 규칙적인 성교를 해도 1년 이내에 임신이 안 되는 경우 불임 문제가 있다고 할 수 있다.

불임 시 여성에게 문제가 있을 경우는 대개 배란이 잘 안 되는 경우이다. 난소호르몬의 실조로 난관이 충혈되어 구경이 좁아져 있어 난자가 나가는데 장애가 발생하는 경우도 있다. 동일한 기전으로 난소 호르몬의 이상으로 유방에 몽우리가 지기도 한다. 유방의 발육과 유즙 분비는 난소호르몬과 연관되어있어 유방에 몽우리가 지기도 한다. 난관구경이 좁아져 난자가 통과하지 못하는 경우 난관을 터주어 난자를 통과 할 수 있게 해주면 된다.

어떤 처방을 쓸 수 있습니까?

증에 맞추어 처방을 쓰면 된다. 대영전, 당귀작약산, 난간전, 조경종옥탕, 어린주, 부익지황환 소건중탕가감방, 온경탕, 보허탕, 녹용대보탕 등을 쓴다.

결혼한 지 오래되었는데도 임신을 한 적이 한 번도 없었던 경우는 치료가 어렵다. 한 번이라도 임신을 했던 경우 즉 유산 후의 불임은 쉽다. 처방이 따로 있는 것은 아니고 몸의 상태에 따라 처방을 내린다. 보편적으로 손발이 차고 생리통을 동반하는 경우가 많은데 보허탕 가감을 많이 쓴다. 잘 듣는다. 허랭하고 소화력이 좋은 경우엔 생긴 경우는 녹용대보탕을 많이 쓴다. 혹은 십전대보탕을 쓰기도 한다.

조경종옥탕

예전에 사극을 본 적이 있는데, 왕의 후궁이 중전의 임신을 막기 위해서 시중에 있는 조경종옥탕 재료를 다 사 버리는 내용이 나왔어요.

아하, 그런 내용이 있었어? 드라마가 사실은 아니지만 과장되었기는 했어도 어느 정도의 진실은 담겨 있겠지. 조경종옥탕은 그만큼 불임에 많이 썼던 처방이라는 반증이지.

조경종옥탕은 어떤 사람에게 투약하면 좋을까요?

고금의감의 조문을 보면 '범부인무자(凡婦人無子) 다칠정소상(多七情所傷) 치사혈쇠기성(致使血衰氣盛) 라고 나와 있다. 즉 칠정에 상하여 혈이 쇠해지고 기가 왕성한 것을 불임의 최초 원인으로 보고 있다. 그로 인해 월경불순이 나타나고 자궁 출혈이나 대하, 하복통이 나타나는 것으로 보고 있다.

스트레스가 불임의 가장 큰 원인이라는 거네요. 스트레스로 인해 혈이 쇠약해져서, 월경불순이나 하복통 등이 나타나는 것이고요.

그렇지. 그런데 조경종옥탕은 불임에만 사용하는 것이 아니다. 월경불순만 있을 때도 사용할 수 있고 월경통만을 목표로 해서 사용할 수도 있다.

조경종옥탕을 투약하는 선생님만의 기준은 무엇입니까?

조경종옥탕을 먹을 수 있으려면

① 소화력이 중 또는 중이상은 되어야 한다.

② 가급적 양인 체질자에게 사용하는 경우가 많다.

③ 주로 소양인의 월경불순에 사용한다.

④ 격심한 생리통

⑤ 월경불순을 겸한 불임

⑥ 생리통을 겸한 여드름에 사용한다.

불임에 사용할 수 있는 대영전과 조경종옥탕을 비교해주신다면요?

대영전과 조경종옥탕은 둘 다 월경장애와 불임에 사용한다는 공통점이 있다. 대영전은 소화력이 매우 좋은 사람의 경지(經

遲), 경소(經少), 산후 요통, 일반적인 요통 등에 응용하며, 보혈 · 보정제로 이루어져 있어 일반적인 보약으로도 활용할 수 있다. 반면 조경종옥탕은 소화력이 중 이상인 사람의 월경불순, 불임 등에 활용하는데, 일반적인 보약으로는 잘 쓰지 않는다. 또 대영전은 자궁의 발육부진으로 인한 제증상에 쓰는 처방이라면, 조경종옥탕은 자궁기능장애로 인한 여러 증상에 쓰는 처방이다.

Lecture 上統 101 寶 조경종옥탕(調經種玉湯)

숙지황 향부자초 각1.5 당귀신 오수유 천궁 각1 백작약 백복령 진피 현호색 목단피 건강초 각0.8 관계 숙애 각0.5 강3편

조경종옥탕은 자윤결핍과 칠정(七情)[1]으로 인한 월경불순, 월경통, 불임에 사용하는 처방이다.

『새로보는 방약합편』 이종대 저

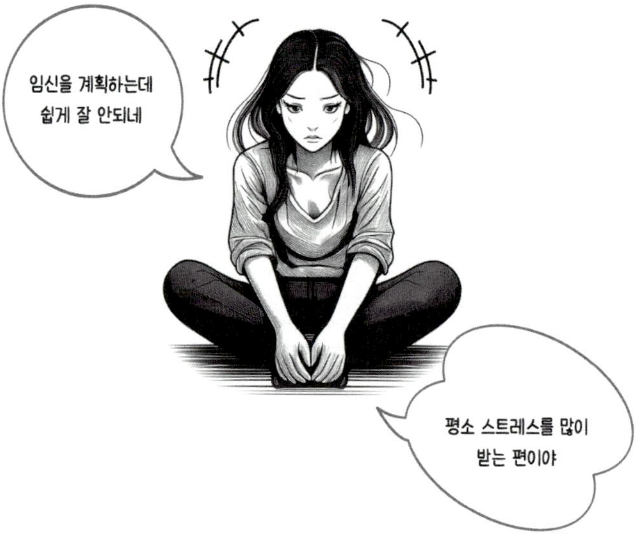
임신을 계획하는데
쉽게 잘 안되네
평소 스트레스를 많이
받는 편이야

[1] 칠정(七情) : 희(喜, 기뻐하는 것) 노(怒, 성내는 것) 우(憂, 우울해하는 것) 사(思, 근심하는 것) 비(悲, 슬퍼하는 것) 공(恐, 놀라는 것) 경(驚, 겁내는 것) 7가지 정서를 통틀어 일컬음

치험례

- 단샘 이종대 -

불임
안 ○○ 여 29세 소음성소양인
상업 경기도 군포시 산본동

친척의 소개로 찾아온 소음성소양인으로 보이는 여성이다.

▶ 증상

① 장사를 하고 있는데 늘 쉽게 피로하며 허리가 아프다.
② 소변을 보고 나면 남아 있는 듯하고 조금씩 자주 본다.
③ 결혼한 지 1년이 되었으나 임신이 되지 않는다.
④ 월경불순이 있으며 혹은 한 달씩 건너뛰기도 한다. 월경량이 적고 월경은 2일간 한다.
⑤ 변비가 심하여 2~3일에 1번씩 대변을 본다.
⑥ 전신이 아프고 쑤신다.
⑦ 평소 잘 놀라며 특히 자면서 잘 놀라고, 꿈을 많이 꾼다.
⑧ 음식은 차고 매운 것을 좋아하고 시고 단 것을 싫어한다.
⑨ 식욕과 소화력은 보통이다.

▶ 투약

월경불순이 있는 29세 소음성소양인 여성의 불임을 목표로 조경종옥탕 1.5배량에 소변 잔뇨감과 소변빈삭을 감안하여 산수유 2돈 모려2.5돈 차전자1.5돈 복분자1.5돈을 더하여 10알분 20

첩을 지어주었다. 10개월 뒤인 여름에 이분이 소개해 주었던 부인을 통하여 경과를 알 수 있었는데 그때 약을 복용하고 바로 임신을 하여 지금은 임신 9개월인데 곧 출산할 예정이라고 한다. 그 약을 먹고는 얼굴도 좋아지고 무엇보다도 바라던 임신이 되어 여간 다행한 것이 아니라며 그렇게 효력이 좋으니 동네 한약방을 두고 여기까지 찾아왔다고 한다.

문답 7 임산부 질환

입덧 - 보생탕

입덧으로 고생하는 사람이 많습니다. 요즈음에는 약 뿐 아니라 껌 등이 나와 있기도 합니다. 한방에서는 어떤 처방을 쓰면 좋을까요?

입덧에는 주로 보생탕을 많이 쓴다. 보생탕은 오심(惡心)[1], 구토(嘔吐), 오문식기(惡聞食氣)[2], 식욕부진, 식욕전폐, 소화불량 등에 쓰는 처방이다. 오령산, 사령산류는 임산부가 좀 실한 상태일 경우 사용할 수 있다.

입덧의 기전은 어떻게 되는 것입니까? 이진탕을 사용할 수 있는 것으로 보아 습담이 원인인 것 같은데요.

그렇지. 임신을 하면 태아를 보호하기 위해 양수가 형성되며 양수는 자궁에 모이게 되고 주위 장기인 위장이나 소장 조직에 스며들거나 영향을 주어서 소화기에 습담이 차게 되는 경우가

1 오심 (惡心) 구역질이 나면서도 토하지 못하고 맑은 침이나 신물이 올라오는 증상. 범오(泛惡) 라고도 함

2 오문식기(惡聞食氣) : 오문식취(惡聞食臭) 임신오조 증상의 하나. 음식 냄새가 싫은 증상을 말한다.

있다. 소화기에 습담이 차게 되면 소화기 조직이 습담으로 인해 이완되면서 미식거리거나 구토하게 되고 음식 냄새가 싫어지게 된다. 이것이 입덧의 기전이다.

보생탕을 쓸 신체조건이 있습니까?

나는 보생탕을 모든 입덧에 활투대로 가감하여 널리 쓴다. 본방으로만 사용하는 경우는 ① 평소 소화기능이 약한 편이며 ② 피부가 연약하고 세밀하면서 흰 편이다. ③ 살이 찐 편이거나 태음인일 경우에는 이진탕을 합방하거나 또는 이진탕을 기본으로 가감하여 쓰고 ④ 임신으로 인해 습담이 있는 사람 ⑤ 위중 습담으로 오심, 구역, 구토가 있는 사람 ⑥ 위중 습담으로 음식 냄새가 싫거나 식욕부진, 식사 불납인 사람, 또는 현훈을 겸한 사람 ⑦ 몸이 찬 사람이나 ⑧ 소음인에게 특히 잘 쓴다.

처방 구성에 대해 설명해 주세요.

보생탕은 사군자탕(복령, 대신, 귤피) + 향부자, 오약으로 구성되어 있다. 기허로 인해 소화기가 대체로 약하고, 임신으로 소화기에 담음이 차 있을 경우 백출, 오약, 귤피로 습담을 제거하며 향부자가 행기시켜 위장의 기능을 회복시켜 준다.

임산부에게 사용하는 다른 처방과 비교를 해주십시오.

입덧에 사용하는 처방은 일반적으로 보생탕, 오령산 등을 쓰고 비허가 심하면 비화음을 쓰기도 한다. 이진탕, 오령산이 소화기에 담음을 치료하는 처방이라면 보생탕은 소화기 담음을 빼주면서 소화기 운동성을 약간 보강해주는 것이고, 소화기의 허약이나 허약으로 인한 운동성 저하에 처방목표를 맞추면 비화음을 써야 한다. 즉 기허의 정도에 따라 입덧의 처방이 달라지게 된다. 신체조건이 허약한 순으로 보면 비화음 〈 보생탕 〈 오령산이다. 기준이 소화기 운동성이냐 담음이냐 하는 차이다. 일반적으로 고방가(古方家)는 입덧에 오령산을 쓰고, 후세방은 보생탕을 자주 사용하는데 환자의 증상과 정황을 살펴 적절히 처방을 운용해야 한다.

Lecture 上統 105 竇 보생탕(保生湯)

백출 향부자 오약 귤홍 각2 인삼 감초 각1

보생탕은 입덧에 사용하는 처방으로 입덧 증상으로 나타나는 오심, 구토, 오문식기(惡聞食氣), 식욕부진, 식음전폐, 소화불량 등을 개선한다. 특히 평소 몸이 약하거나 소화기가 약하기 쉬운 사람에게 적합하다.

『새로보는 방약합편』 이종대 저

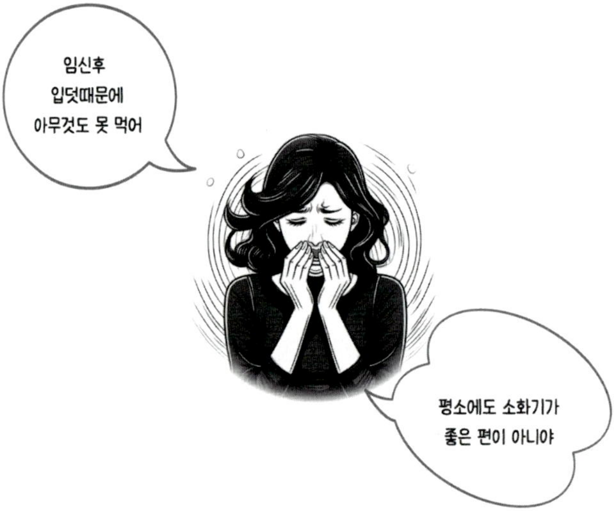
임신후 입덧때문에 아무것도 못 먹어
평소에도 소화기가 좋은 편이 아니야

치험례

- 단샘 이종대 -

임신오조, 구토, 식음전폐, 현훈, 오심, 헛구역, 트림
이○○ 여 30세 소양성태음인
주부 경기도 의왕시 내손동

키는 보통이며 피부가 희고 표정이 밝은 소양성태음인으로 보이는 여성이다.

▶ 증상

현재 임신 4개월인데 1달 전부터 입덧 증세가 심하여

① 음식 생각이 전혀 없고 식사는 전혀 못하고 자꾸 토하여 물도 못 마신다.

② 음식을 먹으면 토하고 음료수만 마셔도 소화가 안 되고 메슥거리고 헛구역과 트림이 난다고 한다.

③ 음식 맛을 모른다.

④ 대변을 10일에 한 번 보고 된 편이다.

⑤ 식사는 늘 못하는 편이고 피로하며 기운이 없고 몸이 무겁고 나른하다.

⑥ 아침에 일어날 때 얼굴과 손발이 붓는다.

⑦ 잠은 잘 자나 늘 꿈을 많이 꾸며 기억은 거의 안 난다.

⑧ 입술 색은 빈혈인지 하얗다.

⑨ 첫애 때도 임신 초에 약간의 입덧을 했으나 지금처럼 심하지는 않았다.

▶ **투약**

임신오조를 목표로 보생탕 2배량에 백복령 2돈을 더하고 구토가 심하므로 죽여 2돈, 백두구 2돈을 더하여 3일분 6첩을 지어 주었다.

▶ **경과**

4일 후에 동네에 있는 다른 부인을 소개하여 같이 왔다. 경과를 확인해 보니, 그 약 3첩을 먹고 나니 입덧이 모두 없어지고 이제는 식사도 아주 잘 하고, 구토도 없어졌으며 소화도 잘되고 오심과 헛구역, 트림도 모두 좋아졌으며 당시에는 예상하지도 않았던 어지러운 것도 없어졌다고 한다. 식사를 잘해서 그런지 기운이 없고 피로한 것도 덜하다며 아직 3첩이 남았는데 효과가 너무 좋아서 이웃에 있을 부인을 소개하면서 같이 왔다고 한다.

임신부 감기

임신부들이 감기에 걸렸을 때 제약이 많습니다. 임신부들에게 쓸 수 있는 감기 처방을 소개해 주십시오.

임신부들의 감기에는 궁소산, 자소음을 많이 쓴다. 궁소산은 감기, 기침, 발열에 쓴다. 자소음은 기결난산(氣結難產)[3]에 쓴다고 적혀있다. 궁소산보다 몸이 약하거나 몸이 허랭한 감기에 쓸 수 있다.

궁소산

궁소산은 어떤 처방입니까?

궁소산은 임신감기에도 쓰고 또 임신과 같은 약간 열성(熱性)을 띤 신체 상태에서 발생하는 일반감기에도 사용할 수 있는 처방이다. 이는 임신부라는 신체 상태의 특징을 근거로 사용한다. 임신을 하면 생명을 양육하기 위해 체온이 높아지면서 인체의 기능이 활성화된다. 이것은 체질에 상관없이 대부분 그렇다. 임신 전에 몸이 허랭(虛冷)했던 사람도 임신을 하면 기능이 항진되어 체열이 높아진다. 그래서 실증(實證)인 생리적 상태가

[3] 기결난산(氣結難產) : 임신하였는데 기가 울체되어 달이 찼는데도 태아의 위치가 이미 아래로 이동하였는데 태아가 잘 분만되지 않는 것을 말함

된다. 그래서 궁소산은 임신이라는 조건만 충족되면 이러한 향상된 생리에 바탕을 두고 있기 때문에 기침감기, 내상감기, 몸살감기 등 증상에 구애받지 않고 사용한다.

임신감기에 열에 일곱, 여덟은 궁소산으로 치료되는 이유는 임신상태에서는 인체기능이 항진되어 있어서 약이 조금만 들어가도 회복이 빠르기 때문이다. 그래서 궁소산을 열 첩 이상 쓰는 일은 매우 적으며 많이 써야 6첩 정도면 바로 치료된다.

궁소산을 임신하지 않더라도 임신한 신체 상태와 비슷한 열성 신체 상태에서 사용할 수 있다는 말씀이 선생님의 상태이론과 딱 부합하는 말씀이신 것 같습니다.

그렇지. 임신처럼 열성상태에서 생기는 일반감기에도 사용하고 임신부처럼 열에너지가 많은 소아에게도 사용할 수 있는 처방이다.

궁소산 처방기준을 정리해 주신다면요?

나는 궁소산을 ① 실증의 임신감기 ② 임신 전기간에 생기는 감기 ③ 임신부의 기침형, 몸살형, 콧물형, 발열형, 두통형, 인후형을 막론하고 쓰고 있으며, 증세에 상관없이 임신 중에는 체질이나 체격, 체력을 막론하고 두루 쓴다. ④ 임신부가 아닌 사람의 실증 감기에도 쓸 수 있다. 단 환자의 상태가 임신부의 생리 상태와 거의 유사해야 한다. 즉 약간의 발열을 띤 신체 상태가 전제조건이 되어야 한다. ⑤ 임신이 아닌 자로서 궁소산이 적합한 체질은 소양인 또는 내열성(內熱性) 태음인으로 추정할 수 있다. ⑥ 임신부가 아닌 자로서 몸이 뜨거운 사람의 인후통을 겸한 감기에도 쓸 수 있다.

임신부 약이라 그런지 황금과 백출이 눈에 띕니다.

그렇지, 궁소산은 안태음에 사물탕 대신 전호, 맥문동, 천궁, 백작약, 건갈이 들어가 있다. 임신 중에 발생하는 과다한 수분 유체를 제거하는 백출과 체열의 과다한 상승을 조절하는 황금이 들어 있지. 전호, 맥문동, 소엽, 갈근을 통하여 거담(祛痰), 자윤(滋潤), 발표(發表)[4], 해기(解肌)[5]하여 임신 감기를 치료한다.

[4] 발표(發表) : 땀을 내서 표에 있는 사기를 없애는 방법

[5] 해기(解肌) : 외감증 초기에 땀이 약간 나는 표증을 치료하는 방법

Lecture 中統 21 寶 궁소산(芎蘇散)

황금 전호 맥문동 각1 천궁 백작약 진피 백출 각0.75
소엽 건갈 각0.5 감초 0.25

궁소산은 임신부가 감기에 걸렸을 때 사용하는 대표적인 처방으로 기침감기, 코감기, 발열감기, 몸살감기를 불문하고 사용한다. 그 이유는 임신 상태라는 고정된 신체 상태에 기준을 두고 처방을 활용하기 때문이다. 이는 외부 기온과 습도가 높은 여름철에 감기에 걸리거나 소화불량 증상이 있을 때 사용하는 처방이 어느 정도 유사한 것과 같은 이치이다. 임신을 하면 기초대사 활발해지기 때문에 체온이 높아지고 체열이 많아지는 신체 상태로 변화하는데, 이러한 신체 상태에 기준을 두고 처방을 활용하기 때문에 궁소산은 어떤 유형의 감기에도 사용할 수 있는 것이다.

『새로보는 방약합편』 이종대 저

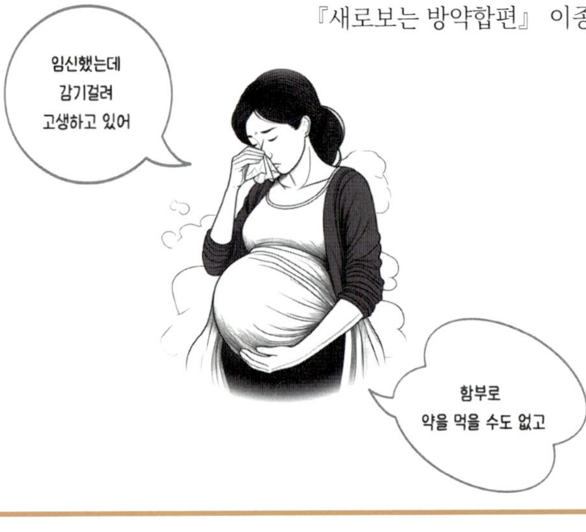
임신했는데
감기걸려
고생하고 있어
함부로
약을 먹을 수도 없고

치험례

- 단샘 이종대 -

임신감기, 오한, 자한(自汗), 전신통, 기침, 콧물, 두통
박○○ 여 33세 소음인
주부 경기도 안양시 안양동

보통 키에 약간 여위고 약해 보이며 전형적인 소음인으로 보이는 여성이다.

예전에 한약을 지어간 적이 있다는 여성에게서 전화가 왔는데, 현재 임신 4개월인데 감기에 걸려서 온몸이 춥고 쑤시고 아픈데 태아에게 나쁜 영향을 주지 않고 몸살감기를 낫게 하는 방법이 있느냐고 문의해왔다.
한약은 임신 때 먹을 수 있는 약이 따로 있으며 수백 년 이상 우리 조상들이 써온 경험적인 기록을 이용하는 것인 만큼 걱정하지 말라고 하였더니 찾아왔다. 자세히 보니 허약과 어지러움, 식욕부진 등의 증세로 보중익기탕에 계지부자탕을 지어간 부인으로 약을 복용하고 효과가 있었다고 한다.

① 현재 임신 4개월인데 어제 아침부터 감기에 걸렸는데 온몸이 몹시 춥다.
② 동시에 자한이 있다.
③ 전신이 쑤시고 아프다.
④ 기침과 콧물이 나온다.
⑤ 동시에 이와 잇몸이 아프다.
⑥ 머리가 아프다.

참고로 1년 6개월 전 당시의 평소 증상을 보면

⑦ 추위를 많이 타고 손발이 차다.

⑧ 식욕이 없고 식사량이 매우 적다.

⑨ 소화력이 약하여 소화가 안 될 때가 많다.

⑩ 꿈을 많이 꾸며 자주 놀라고 가슴이 뛴다.

⑪ 쉽게 피로하고 곤권하며 잦은 어지럼증이 있다.

⑫ 당시의 주증세는 출산 뒤부터 허리를 굴신할 때 엉치통이 심해 일어나는데 어려움을 겪는 것이었다.

▶ **투약1**

임신감기를 목표로 궁소산 2배량으로 2일분 4첩을 지어주었다.

▶ **경과1**

5일 뒤에 다시 와서 감기약을 지어달라고 하여 증상을 확인해 보니, 그 약을 복용하고 오한과 자한, 전신통, 기침, 콧물, 두통은 약간 줄었지만 증상이 남아 있다고 한다.

▶ **투약2**

본인의 요청대로 전과 같은 궁소산 2배량으로 2일분 4첩을 지어주었다.

▶ **경과2**

5개월 뒤인 6월에 내방하였는데, 두 번째 약을 복용한 이후 감기 증상이 모두 나았으며 지금은 임신 9개월인데 5일 전부터 감기에 걸려 두통이 심하고 38도의 열과 함께 오한과 자한이 있으며 아침에 구토 증세가 있다고 한다. 이번에도 궁소산 배량으로 2일분 4첩을 지어주었다.

자소음

자소음은 어떤 처방입니까?

자소음은 자현(子懸)[6], 기결(氣結)[7]로 인한 난산(難産)[8]에 쓰며, 임신감기나 감기를 겸한 입덧에 쓰는 처방이다. 임신하면 보통 체열이 높아지는데도 불구하고 허랭한 임부가 있는데, 또한 임신 중에 기력이 없을 때, 기침을 하면서 입덧이 겸하여 나타날 때도 자소음을 쓴다. 자소음은 임신 때 태동불안으로 인하여 배가 단단하게 뭉치고 당길 때도 쓴다. 기가 울체되어 태아가 흉곽 쪽으로 치받쳐 난산이 되기 쉬운 경우에 쓰는 처방이지만 감기에 걸렸을 때도 기결이 발생될 수 있다는 점에서 감기에 응용할 수도 있는 처방이다.

또한 자소음은 입덧에도 효력이 있어 감기와 입덧이 겸해 있을 경우 또는 보생탕이나 이진탕을 써서 입덧이 잘 낫지 않을 경우 사용해볼 수도 있는 처방이다.

---

[6] 자현(子懸) : 임신 4~5개월에 가슴과 배가 더부룩하고 답답하며 숨이 차고 통증 등의 증상이 나타나는 것. 태기상핍(胎氣上逼)이라고도 하는데, 임신 중에 태기(胎氣)가 조화되지 못하고 위로 치밀어 가슴이 부어오르는 것처럼 아픈 병증이다.

[7] 기결(氣結) : 기가 엉기어 있는 것, 기울, 기체와 같은 뜻으로 쓰인다.

[8] 난산(難産) : 임신하여 달이 차서 태아의 위치가 이미 아래로 이동하였는데 태아가 잘 분만되지 않는 것을 말함

자소음을 쓰는 선생님의 처방기준은 어떤 것입니까?

평소 연약하거나 기혈이 부족한 허약한 사람으로서 약간의 내상을 겸한 가벼운 표증(表證) 감기, 음증 감기[9]에 사용한다. 임신했음에도 체열이 낮고 혈색이 없는 음증감기, 열성을 띠지 않은 감기, 기침 · 콧물 등 가벼운 감기, 입덧을 겸한 임신감기에 사용한다.

이름처럼 자소엽이 많이 들어가는 처방이네요.

그렇지. 자소엽은 발표하기제[10]로 군약[11]이고, 보혈제인 당귀, 작약, 천궁, 보기제인 인삼, 이수제인 대복피, 거담순기(去痰順氣)제인 진피와 감초 등 모두 8가지 약재와 생강 4편과 총백 3본으로 이루어져 있다. 구성 약재 중 일반적으로 감기에 적용될 수 있는 약재는 군약인 소엽뿐이고 나머지는 보혈, 보기, 이수, 순기제다. 또한 입덧을 목표로 쓸 수 있는 것은 소엽의 하기(下氣)[12]하는 약성과 대복피의 이수, 진피의 거담순기[13] 작용이 양수의 생성으로 인해 소화기에 울체되어 있는 담음을

---

[9] 음증 감기 : 음증은 만성이고 정적이며 허약하고 억제하는 특성이 있으며, 기능이 저하되고 대사가 감퇴되며 후퇴하는 성질이 있고 내부로 침투하는 성질의 증후를 말함. 음증감기는 이런 특성을 지닌 감기를 말함

[10] 발표하기(發表下氣) : 땀을 내어서 표에 있는 사기를 없애서 기를 내리는 방법.

[11] 군약 : 군신좌사(君臣佐使)는 약 배합구성의 일정한 규칙을 말한다. 이 중 군약은 주약에 협조하여 치료작용을 일으키는 약물

[12] 하기(下氣): 강기(降氣)라고도 함. 기가 위로 치밀어 오르는 것을 치료하는 방법

[13] 거담순기(祛痰順氣) : 담의 배출을 도와 기를 원활하기 순환시키는 방법

이수(利水)[14], 거담(祛痰), 하기(下氣)시킴으로 인해 자연히 입덧에도 효력이 있는 것으로 짐작된다.

궁소산과는 어떤 차이점이 있습니까?

자소음은 임신이라는 신체 상태에도 불구하고 체열이 낮아 허랭한 상태에서 발생하는 임신감기, 또는 입덧을 겸한 감기에 사용한다. 반면에, 궁소산은 허랭을 제외한 임신감기에 전반적으로 사용한다. 자소음의 경우 처방구성이 군약인 소엽을 제외하고는 감기에 쓸 수 있는 약재가 아닌 보혈, 보기, 이수거담제로 구성되어 있음에도 의외로 허증의 임신감기에 탁효가 있다. 그래서 열을 띤 실증의 감기에는 궁소산을 쓰고, 연약하거나 열을 띠지 않거나 허증일 경우에는 자소음을 쓴다.

[14] 이수(利水): 소변을 잘 나오게 하는 것.

Lecture 中統 160 寶 자소음(紫蘇飮)

자소엽 2.5 인삼 진피 대복피 천궁 백작약 당귀 각1 감초 0.5

자소음은 자현(子懸)과 기결(氣結)로 인한 난산에 사용하는 처방이며 임신감기나 감기를 겸한 입덧에도 활용한다. 본래는 배가 단단하게 뭉치고 당길 때, 기가 울체되어 태기가 흉곽 쪽으로 치받쳐 난산되기 쉬운 경우에 사용하는 처방이지만 감기에 걸렸을 때도 기결이 발생할 수 있다는 점에 착안하여 응용하는 것이다.

『새로보는 방약합편』 이종대 저

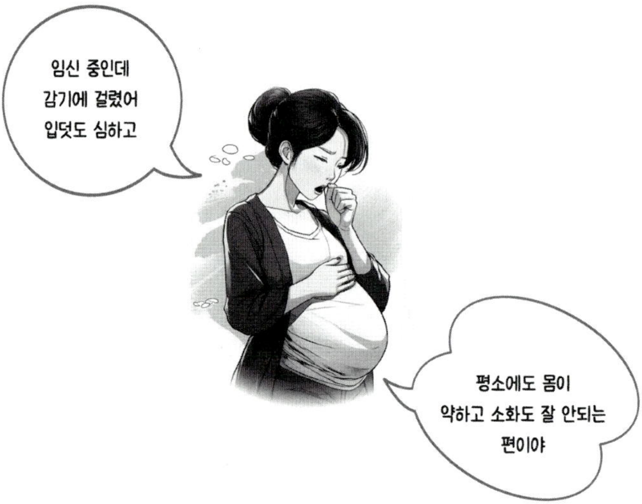
임신 중인데
감기에 걸렸어
입덧도 심하고
평소에도 몸이
약하고 소화도 잘 안되는
편이야

치험례

- 단샘 이종대 -

입덧, 감기, 오심(惡心), 구토
장○○ 여 28세 태음성소음인
경기도 안양시 관양동

보통 체격에 키가 약간 큰 태음성소음인으로 보이는 여성이다.

4년 전 결혼한 이후 계류유산을 한번 한 적이 있으며 약 3년 전에 10여 년 된 소화불량과 속쓰림을 향사육군자탕으로 치유하였고, 1년 전 임신이 안 된다고 하여 본 한약방에서 오적산을 4회에 걸쳐 복용한 이후 임신을 한 여성이다. 현재 임신 5주째인데

▶ 증상

① 3일 전부터 입덧이 시작되었다.
② 냄새가 역겹고
③ 속이 울렁거리고 구토한다.
④ 5일 전부터 감기에 걸려 기침을 하며
⑤ 가래가 약간 있다.
⑥ 손발이 차고 상복, 하복부가 모두 차며 만져 보면 찬기가 느껴진다.
⑦ 식욕은 좋으나 소화가 잘 안 되고 잘 체한다.
⑧ 속이 답답하고 가스가 차고 트림이 나고 더부룩하다.
⑨ 빈속에 속쓰림이 있다.
⑩ 대변이 시원치 않다.

⑪ 가슴이 심하게 두근거리며 잘 놀라고 불안하고 짜증이 심하다.
⑫ 일어날 때 어지럼증이 있다.
⑬ 어깨, 허리, 무릎이 쑤신다.
⑭ 이전에는 임신 6개월까지 입덧 증세가 있었다.
⑮ 추위와 더위를 많이 탄다.

▶ 투약

상복과 하복이 모두 찬 태음성소음인 여성의 입덧을 겸한 감기 증세를 목표로 자소음 본방으로 5일분 10첩을 지어주었다.

▶ 경과

5일 뒤에 임 신보약을 지으러 와서, 속이 울렁거리는 것이 덜하여 어제부터 구토가 현저히 줄었으며 기침 역시 어제 저녁부터 많이 줄어들었다고 한다. 이번에는 소화기가 약하므로 임신보약으로 보허탕을 지어주었다.

문답 8 임산부 보약

안태음

임산부 보약으로 가장 널리 쓰이는 처방이 안태음입니다. 태동불안과 태동으로 인한 복통, 출혈에 쓰는 처방인데, 태동불안이 무엇입니까?

태동불안이란 임신 5~6개월째에 아기가 배 속에서 과도하게 움직이는 것을 말하는 것이다. 임신 중기에 나타나는 태아의 심한 움직임과 경미한 하복통, 요통, 경미한 자궁출혈 등의 증상이 나타날 때 안태음을 쓴다. 임신으로 인한 복통이나 배가 단단해지거나 출혈 등 여러 증상에 쓸 수 있고, 입덧에도 사용하고 일반적인 임신 보약으로도 활용한다. 임신 중반기에 광범위하게 쓰는 처방이다.

선생님의 안태음 처방 기준은 어떻게 됩니까?

나는 ① 임산부의 태동불안 ② 임산부의 복통 ③ 임산부의 출혈 ④ 임산부의 출혈을 겸한 복통 ⑤ 임산부의 출혈을 겸한 부종, 입덧에 안태음을 쓴다.

안태음은 임산부의 여러 질환에 응용할 수 있는 처방이네요. 임신이 신체에 어떤 변화를 일으키는지 말씀해주세요.

임신은 또 하나의 생명체가 몸 안에 이루어진다. 따라서 산모와 태아의 두 생명체를 유지하기 위해 태아의 양육 기능이 추가된다. 임신으로 체중이 늘어나나 기본적으로는 동일한 체적에 태아의 형성기능이 추가되면 전체적인 기능이 항진되어 에너지 생산이 증가하고 체온이 상승하게 된다. 또 태아를 보호하기 위한 양수를 형성하므로 체내에 수분도 증가한다. 이것은 정상적인 과정이다. 하지만 임신으로 인한 체온증가에 따른 체열의 증가가 지나칠 경우 번열(煩熱)[1], 발열이 되며 이를 안정시키기 위해 청열제(淸熱劑)인 황금을 쓴다. 태아를 보호하기 위한 양수의 형성으로 인해 수분의 과다한 증가로 소화기에 습체(濕滯)가 발생하는데 이를 제습(除濕)시키면서 소화기의 운동성을 증가시키는 것이 거습이뇨(祛濕利尿)[2]작용이 있는 백출이다. 임신 때 금출(황금, 백출)쓰는 이유는 열과 습이 많아지기 때문이지.

---

[1] 번열(煩熱) : 열이 나는 동시에 마음이 초조하고 불안한 증상이 있는 것이다, 대개 내부에 열이 지나치게 성하여 기와 음액이 손상되기 때문이다.

[2] 거습이뇨(祛濕利尿) : 약물을 써서 습을 제거하고 소변으로 배출하는 치료법이다.

황금과 백출의 역할이 아주 크네요.

그렇지. 다르게 설명하면, 안태음은 금궤당귀산[3]과 사물탕에 사인, 진피, 소엽이 더해져 있다. 이중 황금, 백출, 사인, 소엽은 안태의 작용을 기본으로 하는 약으로 그 기전은 약간씩 차이가 있다. 황금과 백출은 위에서 설명했고, 사인은 방향성 약재로 이기(理氣)시켜 기체(氣滯)[4]된 것을 풀어주어 안태하는 효능이 있다. 소엽은 행기(行氣) 작용을 통해 울체(鬱滯)된 것을 풀어주어 안태하는 작용을 한다. 이러한 약물구성을 통해 임신 중 자궁 주위 조직에 포함된 과다한 수분유체를 제거하고 과도하게 상승된 체열을 조절하여 자궁 주변의 환경이 태아에게 적합하도록 형성하여 안태하는 것이다.

---

[3] (1-109)금궤당귀산 : 황금 백출 당귀 천궁 백작약 각10

[4] 기체(氣滯) : 체내의 기의 운행이 순조롭지 못하여 어느 한 부위에 정체되어 막히는 병리 현상을 말함, 그 주된 증상은, 국부적으로 헛배가 부르고 통증이 있다. 기체가 오래되면 혈의 덩어리를 형성하므로 국부적인 통증을 가중시키며(찌르는 듯 아프고 손으로 누를 수도 없다) 심하면 부어오르고 혹은 기육을 손상시킨다.

Lecture 上統 108 寶 안태음(安胎飮)

백출 2 조금[1] 1.5 당귀 백작약 숙지황 각1 천궁 0.75
축사[2] 진피 각1 소엽 0.75 감초 0.5

안태음은 태동불안(胎動不安)이나 태동하혈(胎動下血)에 사용하는 처방이다. 태동불안이란 입신 5~6개월 즈음에 태아가 뱃속에서 과도하게 움직이는 것으로, 임신이 중절되려 할 때의 초기증상, 즉 가벼운 하복통, 요통, 자궁출혈 등이 나타나는 것이다. 안태음은 이렇게 임신 중기에 나타나는 태아의 심한 움직임과 경한 하복통, 요통 경미한 하혈 등의 증상에 사용하는 가장 대표적인 처방이다. 그러나 이러한 특징적인 증상이 뚜렷하게 나타나지 않더라도 허냉(虛冷)한 사람이 임신보약으로도 사용할 수 있다.

『새로보는 방약합편』 이종대 저

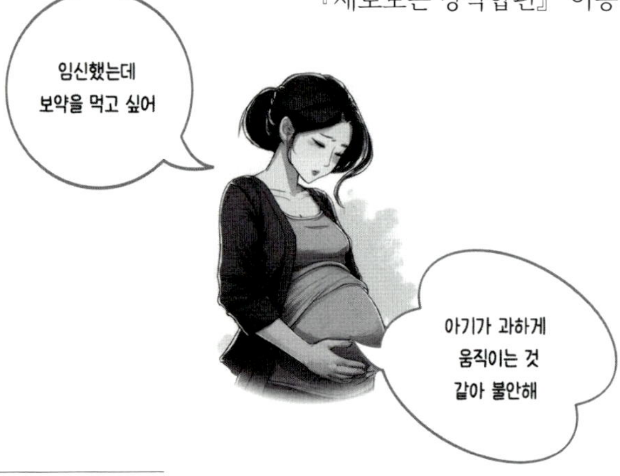
임신했는데
보약을 먹고 싶어
아기가 과하게
움직이는 것
같아 불안해

[1] 조금 : 황금의 일종. 1년 이상 되어 속이 썩은 황금을 고금이라고 하고 신선한 황금을 조금이라고 한다.

[2] 축사 : 사인의 한 종류. 사인은 양춘사 해남사 축사의 열매를 말한다. 여름과 가을 사이에 과실이 성숙할 때 채취하여 건조한 것이 사인이다.

치험례

- 단샘 이종대 -

태동(胎動), 임신복통(妊娠腹痛)
이○○ 여 33세 조성소양인 주부 경기도 시흥군 의왕읍 고천리

보통 키에 약간 여윈 편이며 두 자녀를 둔 예리하고 정갈스러운 소양인으로 보이는 주부로 친구의 부인이다. 18년 전의 경험으로 당시에 친구의 부인이 임신 5개월이었는데

▶ 증상

① 며칠 전부터 배가 몹시 아프다가 괜찮아지곤 했는데 병원에 가려다가 치료비용도 겁이 나고 나아지겠지 하는 마음으로 지내고 있었다.

② 어제는 복통과 함께 약간의 하혈도 있었다.

③ 간헐적으로 복통이 계속된다며 혹시 유산되지 않을까 걱정이다.

▶ 투약

복통과 함께 하혈이 있는 임산부의 태동을 목표로 안태음 2배량으로 5일분 10첩을 투약하였다.

▶ 경과

한 달 뒤에 다시 만났을 때 확인해보니, 그 약을 하루 2첩 먹었더니 복통이 많이 줄어들고 2일간 4첩을 먹었더니 거의 괜찮아서 닷새간 모두 먹었으며, 그 후로는 복통과 하혈이 모두 없어졌다는 것이다.

가미팔진탕

안태음 외에 임신보약으로 쓸 수 있는 처방은 무엇이 있습니까?

가미팔진탕이 제일 무난하다. 임신보약으로도, 산후 보약으로도 쓸 수 있다. 소화력이 중정도는 되어야 쓴다. 임신부가 되면 에너지가 증가하고 열에너지가 많아져서 소화력이 기본적으로는 좋아지겠지. 체열은 임신 개월마다 다른데 체질에 따라서도 다르다.

해삼이 들어가는 게 특징입니다. 해삼은 어떤 약재입니까?

해삼은 점액성으로 되어 있어 몸이 조열해지는 것을 막는다. 해삼의 점액질 자양이 태아 형성에 필요하다고 본다. 그러나 영양 상태가 다른 지금은 사용하는 주 약재도 달라져야한다. 예전 금기약과 요즘 금기약 또한 달라질 수 있다.

예전이라면 지금보다 음식량이나 추위 노출 정도가 상당히 달라서 처방 선정할 때 이 부분도 고려해야 할 것 같습니다.

그렇지. 가난했던 시절에는 일반인은 물론 임신부도 영양섭취가 충분하지 못했었다. 또한 추위와 더위를 방어할 의복도 충분하지 못했다. 거기에다가 육체적 노동량은 많아서 과도한 체력 소모로 인한 허약상태가 될 수밖에 없었다. 그래서 임신을 해도 태아를 영양할 수 없어, 유산이 되거나 태아가 건강하게 자라지 못한 경우가 많았다. 그래서 신생아 사망률도 높았고, 이런 이유로 가미팔진탕을 처방할 경우가 많았다.

요즘에는 이런 상황에 처한 사람은 그리 많지는 않은 것 같아요.

대신 과도한 스트레스와 체중조절을 위한 음식절제 등의 영향으로 태원이 튼튼하지 못한 사람이 많이 있다. 또 아주 허약한 사람이 아니더라도 몸이 임신 상태에 적응하지 못해서 생기는 현훈, 두통, 감기에 걸리는 경우가 있는데, 이때에도 가미팔진탕을 쓸 수 있지.

Lecture　上統 110 益 가미팔진탕(加味八珍湯)

팔물탕 加 진피 사인 각1 해삼5 +두충 속단 상기생 각1

가미팔진탕은 대표적인 임신보약으로 허약하여 태원(胎原)이 튼튼하지 못한 것을 다스리는 처방이다. 또한 임신 중에 별다른 증상이 없을 때 일반적인 보약으로 사용할 수 있을 뿐 아니라 산후 보약으로도 사용한다.

『새로보는 방약합편』 이종대 저

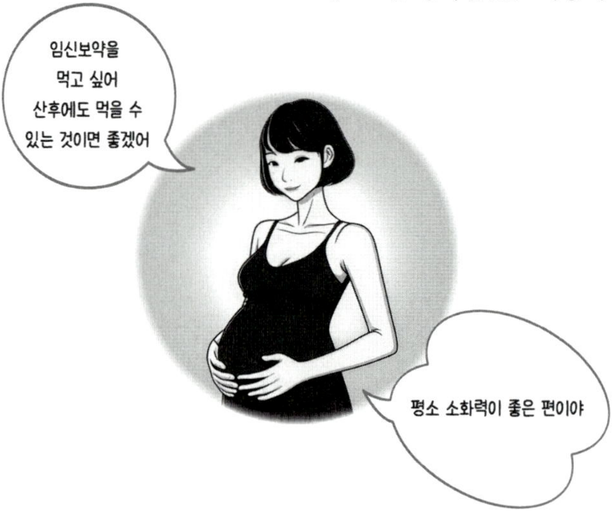
임신보약을 먹고 싶어 산후에도 먹을 수 있는 것이면 좋겠어
평소 소화력이 좋은 편이야

치험례

- 단샘 이종대 -

임신허로, 기핍, 지절통
심○○ 여 28세 소음성소양인
경기도 안양시 평안동

보통 키에 약간 마른 소음성소양인으로 현재 임신 11주로 건강한 아이를 낳기를 원한다며 임신보약을 지어 달라고 한다.

▶ 증상

① 몸이 처지고 기운이 없다.
② 식욕은 별로 없고 소화력은 좋다.
③ 머리가 간혹 빠근하다.
④ 뼈 마디마디가 쑤시고 허리, 무릎, 팔꿈치가 자주 아프다.
⑤ 늘 피로하다.
⑥ 결핵을 앓은 적이 있다.

▶ 투약

임신 11주된 임산부의 보약으로 가미팔진탕 1.5배량에 식욕이 없는 점을 감안하여 백출 4돈을 더하여 10일분 20첩을 지어주었다.

▶ 경과

7개월 뒤에 산후 보약을 지으러 왔을 때 확인해보니, 당시 약을 복용한 뒤에는 기운이 나서 임신 중에 별로 어려움 없이 잘 지냈으며, 물론 당시 쑤시고 아픈 것도 모두 없어졌다고 한다. 이번에는 1주일 전에 무사히 출산하였다며 산후보약을 지어달라고 하여 보허탕을 지어주었다.

문답 9 빈혈, 현훈

임신 후 어지럼증이나 두통 증상을 호소하는 환자들이 많습니다. 그래서 임부들이 철분과 영양제를 꼭 챙겨 먹으려 합니다.

혈허[1] 증상으로 볼 수 있다. 예전의 혈허는 못 먹어서 영양결핍으로 생겼다. 혈허를 빈혈로 볼 수는 없으나 가장 유사한 개념이다. 혈구(적혈구.백혈구)나 혈장 중 어느 하나라도 부족하면 혈허가 되는 것이다. 혈허의 범위가 훨씬 큰 셈이다. 혈허로 인한 두통에 쓸 수 있는 처방이 당귀보혈탕[2], 육미지황원[3], 십전대보탕[4], 쌍화탕[5], 팔물탕[6]이다.

어지럽다고 다 빈혈인 것은 아니죠?

그렇지. 막연히 어지러운 것을 빈혈로 보아서는 안 된다. 어

---

1 혈허(血虛) : 피를 많이 흘리거나 방부의 손상이나 허약, 또는 정혈(精血)을 만드는 기능이 감퇴되거나 지장을 받는 등의 원인은 모두 혈의 쇠약을 조성하여 빈혈 증상을 나타냄

2 (1-017)당귀보혈탕 : 황기5 당귀2

3 (1-040)육미지황원 : 숙지황 80 산약 산수유 각40 백복령 목단피 택사 각 30

4 (1-033)십전대보탕: 팔물탕 가 황기 육계 각1 강3편 조2매

5 (1-031)쌍화탕 : 백작약 2.5 숙지황 황기 당귀 천궁 각1 계피 감초 0.75 강3편 조2매

6 (1-032)팔물탕 : 인삼 백출 백복령 감초 숙지황 백작약 천궁 당귀 각1

지럼증도 일반성 현훈[7]과 기립성 현훈으로 나누어 생각해야 한다. 일반성 현훈 중에 소화기에 관계된 수(水)와 담음[8] 증상 일 경우가 가장 많다. 이때는 계령출감탕[9], 반하백출천마탕, 자음건비탕[10], 이진탕[11], 평진탕[12], 정전가미이진탕[13], 가미사칠탕[14] 등 담음이 있는 증상에 사용하는 이진탕류를 쓰게 된다.

담음이 생기는 원인은 무엇입니까?

담음의 원인은 스트레스나 소화기 연약 등으로 인해 나타난다. 복명[15], 살떨림(눈가, 입주위, 근육), 오심, 소화불량, 느글거림, 두통, 두중[16], 다몽[17] 등의 증상을 동반하게 되어 있는 것이 보통인데, 이런 경우 대부분 이진탕이 포함되어있는 처방을 사용한다. 각자 체질과 증상에 따라 분류가 조금씩 바뀌면서 처방도 바뀌게 된다.

---

7 현훈 : 어지럼증

8 담음 : 넓은 의미로는 여러 종류의 수음병의 총칭, 이는 일반적으로체내에서 수액이 잘 순행하지 못하고 일정한 부위에 몰려서 나타나는 질병을 말한다.

9 계령출마탕

10 (1-081)자음건비탕 : 백출 1.5 진피 반하 백복령 각1 당귀 백작약 생건지황 각0.7 인삼 백복신 맥문동 원지 각0.5 천궁 감초 각0.3

11 (2-099)이진탕 : 반하 2 귤피 적복령 각1 감초 0.5 강3

12 (2-071)평진탕 : 창출 반하 각2 후박 진피 적복령 각1.25 감초0.7 강3 조2

13 (3-071)정전가미이진탕 : 산사육 1.5 향부자 반하 각1 천궁 백출 창출 각0.8 귤홍 백복령 신곡 각0.7 사인 맥아 각0.5 감초 0.3 강3 조2

14 (3-070)가미사칠탕 : 반하 진피 적복령 각1 신곡 지실 남성 각0.7 청피 후박 소엽 빈랑 축사 각0.5 백두구 익지인 각0.3 강5편

15 복명(腹鳴): 장명(腸鳴) 배속에서 꾸르륵 소리가 나는 것.

16 두중(頭重) : 머리가 무거움

17 다몽(多夢) : 꿈이 많음

기립성 현훈은 왜 생기는 것일까요?

기립성 현훈은 자세의 변동에 따른 부하를 심장이 감당하지 못해서 생긴다. 누운 자세에서는 심장의 혈액공급이 수평운동을 하게 되고, 앉은 자세에서는 심장의 혈액공급의 수직거리가 선자세보다 짧아지게 되고 선 자세에서는 심장의 혈액공급 수직거리가 가장 길어지게 된다. 그러므로 심장은 누운 자세, 앉은 자세, 선 자세의 순서로 받는 부하가 점점 더 많아진다. 그러므로 누워있거나 앉아 있다가 일어서게 되면 심장에 부하가 생기게 되는데 심장이 약해져 있으면 그 부하를 감당하지 못하게 된다. 즉 심장이 중력에 반하여 머리까지 혈액을 보내주기 힘들게 되어 일시적인 뇌허혈 상태가 되어 어지럼이 생기게 되는 것이다. 이때는 보기보혈제인 보허탕, 귀비탕을 쓴다. 산후에는 유풍산[18], 형개산[19]을 쓰기도 한다.

어지럼증도 그 원인을 세밀하게 살펴봐야 하겠네요. 그 외에 인체의 구조적 문제로 생기는 어지럼증은 없습니까?

귀 안 구조에 문제가 생겨도 어지럼증이 발생할 수 있다. 흔한 것이 메니에르병이다. 간헐적으로 내이의 림프액이 증가하여

18 (2-164) 유풍산 : 형개 3

19 형개 : 荊芥味辛 淸頭目 表寒去風 瘡於蹙
형개는 피부질환,감기질환,혈질환(출혈)에 다용되는 본초이다. ①형개+방풍+승마+지유= 붕루 대하 오래된(귀비탕), ②형개+방풍 : 피부질환, 아토피나 피부질환, 충혈되고 가려운 증상에 사용 ③익위승양탕에 +초건강,형개 등을 넣어서 변혈, 항문 출혈 등에 사용.

생기는 질환으로 내림프계의 압력증가 때문에 내이의 기능장애를 초래하여 이명과 난청, 현훈과 균형감각상실이 온다.

또한 요즈음은 교통사고가 빈발하고 있어서 뇌부종이 생겨서 어지럽고 미식거리고 두통이 생기는 증상이 많아졌다. 이런 증상은 뇌의 부종을 가라앉히기 위해 수분 적체된 현상을 없애는데 쓰는 반하백출천마탕이나 영계출감탕[20], 오령산[21]을 많이 사용한다.

반하백출천마탕

저는 두통, 어지러움 증을 호소하는 환자에게 반하백출천마탕을 써서 큰 효력을 본 적이 있습니다.

아주 좋다. 반하백출천마탕은 비위허약과 담(痰)이 겸해 있는 어지럼증과 두통에 쓰는 처방이지. 그 외에도 소화불량, 오심, 구토, 식욕부진 등에도 쓰며 뇌부종 등에도 쓴다. 즉 소화기의 습담으로 인하여 현훈이나 두통이 발생할 경우에 사용한다. 임상에서는 소화기 증상과 더불어 현훈 또는 두통을 호소하면 반하백출천마탕의 적증이라고 할 수 있다.

---

[20] (상한론)영계출감탕 : 복령 4냥 계지 3냥 백출 2냥 자감초 2냥

[21] (3-010)오령산 : 택사 2.5 적복령 백출 저령 각1.5 육계 0.5

인간에게 담음은 피할 수 없는 숙명인가요?

그렇다고 볼 수 있지. 살아있는 모든 생물체는 순환체계를 통하여 영양분을 공급하고 노폐물을 배설하는 순환 과정에서 수액을 이용한다. 이러한 수액이 과도해져서 비정상적으로 작용하면 담음이 되는 것이다. 특히 소화기의 조직은 항상 소화액을 분비하고 재흡수하는 과정을 되풀이하기 때문에 담음이 형성되기 쉽다. 또한 생물체는 스스로 영양분을 비축하기 때문에 이 과정에서 담음의 적체가 일어날 수 있다.

반하백출천마탕은 어떤 구성이기에 담음으로 인한 현훈과 두통에 효과가 있습니까?

반하백출천마탕은 소도제[22]와 거담제습제[23], 보기제 등으로 구성되어 있다. 보기, 거담작용으로 소화기능을 왕성하게 하는 육군자탕[24]이 기본이 되고 여기에 맥아, 신곡, 창출의 건비소도제와 택사, 창출의 이수제가 더해져 있다. 소화기의 담음을 제거하면서 건비, 소도시키고 동시에 보기시켜 담음적체로 인한 위장장애를 해소함과 동시에 기의 순환을 촉진시켜 뇌빈혈로 인한 두통, 현훈을 치료한다. 인삼, 황기는 보기하고 반하, 백출, 창출, 진피, 복령은 위내의 담음을 제거한다. 맥아, 신곡

---

22 소도제(疏導劑) : 식체를 제거하여 비위의 운화기능을 회복시키는 약

23 거담제습제(祛痰除濕劑) : 담을 없애고 수분을 말리는 방법.

24 (1-064)육군자탕 : 사군자탕+진피 반하 : 인삼, 백출, 백복령, 감초 각 1.25

은 소화를 돕고 건강, 생강은 온중(溫中)[25]으로 위의 운동을 왕성하게 하고 택사는 수분의 정체를 해소하고, 천마는 담음으로 인한 현훈을 제거한다.

소화기에 적체된 담음을 없애서 어지럼증과 두통을 치료하는 거네요. 그렇다면 반하백출천마탕을 쓰는 선생님의 처방기준이 궁금합니다.

나는 ① 소화기에 담음이 있는 사람 ② 담음으로 인해서 두통, 현훈, 구토하는 사람 ③ 차멀미를 하는 사람 ④ 소화불량을 겸하거나 위장이 약한 사람 ⑤ 위이완, 위무력 증세가 있는 사람에게 사용한다. 한장훈 선생은 교통사고로 인한 뇌부종에도 활용하여 높은 치유율을 가지고 있다. 이 외에도 뇌진탕 후 유증으로 인한 현훈에도 응용한다.

현훈에 쓰는 자음건비탕과 비교해 주십시오.

자음건비탕은 육군자탕 + 사물탕 + 안신제[26]로 구성되어 있어 소화력은 중 이상이며 원인이 담음보다는 혈허가 겸해있는 현훈에 적합한 반면에, 반하백출천마탕은 현훈과 더불어 습담의 울체나 소화기 증상을 동반하는 경우에 적합하다.

---

[25] 온중(溫中): 비위의 한증(寒症)을 치료하는 방법

[26] 안신제(安神劑): 정신적으로 안정치 못한 것을 치료하는 약물이다.

Lecture 中統 115 竇 반하백출천마탕 (半夏白朮天麻湯)

반하 진피 맥아 각1.5 백출 신국 각1 창출 인삼 황기 천마 백복령 택사 각0.5 건강 황백 각0.75

반하백출천마탕은 소화기와 두부(頭部)에 담음이 울체되어 현훈(眩暈), 두통, 오심(惡心), 구토, 소화불량, 연변(軟便), 설사 등이 발생했을 때 사용하는 처방이다.

『새로보는 방약합편』 이종대 저

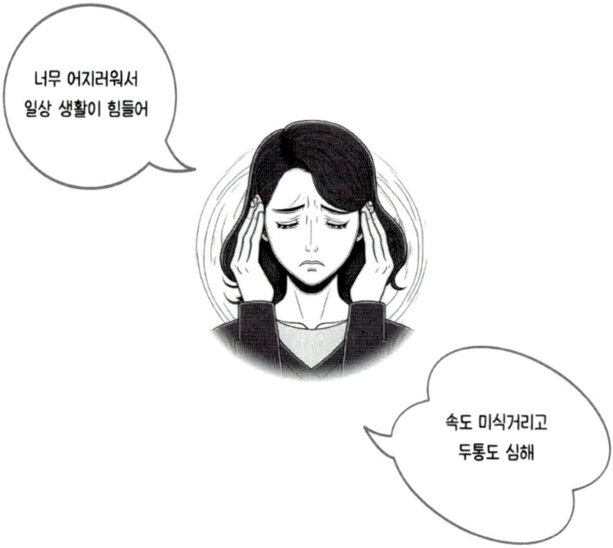
너무 어지러워서 일상 생활이 힘들어
속도 미식거리고 두통도 심해

치험례

- 단샘 이종대 -

현훈, 전신곤권(全身困倦), 신중(身重), 다몽(多夢), 부종,
구건(口乾), 두중(頭重), 경계(驚悸), 불안, 소화불량
박○○ 여 38세 태음인
주부 서울시 은평구 갈현동

평소 심장이 약하며 보통 키에 피부가 희고 두 자녀를 둔 태음인으로 보이는 38세 여성이다.

▶ 증상

① 10년 전부터 줄곧 정도의 차이는 있지만 늘 어지럽고 특히 심리적으로 바쁠 때 심하다.
② 3년 전부터는 앞이 잘 안 보이며 어떤 때는 10㎝ 앞도 안 보이고 2달 전부터는 더 심해졌다.
③ 1년 전부터는 기억력이 급격히 떨어져 기록을 해두지 않으면 금방 잊어버린다.
④ 5~6개월 전부터는 만사가 귀찮고 몸이 가라앉아서 눕고만 싶다.
⑤ 아침에는 몸이 불편하고 무거워 못 일어난다.
⑥ 사소한 일에도 잘 놀라고 불안, 초조하며 가슴이 뛴다.
⑦ 2~3년 전부터 식사 전후에 수시로 쓴물이 올라오며 근래는 더욱 심해졌다.
⑧ 피로할 때는 입술과 입이 잘 헌다.

⑨ 15년 전인 결혼 후부터는 변비가 있으며 5~6일에 한번 본다.
⑩ 대변이 가늘고 변 보기 힘들며 대변이 남아 있는 듯한 느낌이 많이 든다.
⑪ 꿈을 늘 꾸고 특히 무서운 꿈을 자주 꾼다.
⑫ 아침에는 눈과 얼굴이 부어 있다.
⑬ 간혹 손발이 저리다.
⑭ 입이 마르고 쓰다.
⑮ 머리가 무겁고 간혹 뒷덜미가 당긴다.
⑯ 음식은 소화가 잘 안 된다.
⑰ 맵고 짠 음식과 고기를 좋아하고 신 것과 단 것을 싫어한다. 밀가루 음식을 먹으면 소화불량이 생긴다.

▶ **투약1**

일에 임하면 불안하고 어지러운 증세를 목표로 자음건비탕 2배량으로 10일분 20첩을 투약하였다.

▶ **경과2**

10일 후에 경과를 확인해보니 경계(驚悸), 정충(怔忡), 불안의 증상과 쓴 물이 올라오는 증세는 없어지고 변비 증세도 2~3일에 1회로 줄었다고 한다. 그러나 현훈과 그 외의 증세는 여전하다는 것이다.

▶ **투약2**

주호소인 현훈을 치료하기 위해 다른 처방을 검토하여 보니, 역시 비위허약과 담궐(痰厥)로 인한 두통, 현훈, 신중(身重)에 사용하는 반하백출천마탕이 적합할 것으로 보아 반하백출천마탕 2배량으로 10일분 20첩을 지어주었다.

▶ **경과2**

반하백출천마탕을 복용하면서 현훈이 점차 사라지고 눈앞이 캄캄하던 것이 잘 보이고 전신곤권과 신중여산(身重如山)[1]이 없어지고 기운이 나며 아침에도 잘 일어날 수 있다고 한다. 또한 꿈을 꾸고 붓고 손발이 저리고 입이 마르고, 머리가 무겁고 당기고 추위를 타고 소화가 안 되는 증세도 모두 없어져 몸이 아주 좋아졌다고 한다.

▶ **투약3**

대부분 증세가 소실되거나 격감된 점으로 봐서 반하백출천마탕이 적합하다고 보고 10년 전부터 지속된 현훈을 목표로 반하백출천마탕 2배량으로 10일분 20첩을 지어 주었다.

▶ **경과3**

반하백출천마탕을 복용한 뒤로는 전신이 건강해져 폐약하였으며 그 후로 어지러운 증세가 전혀 없었다고 한다.

---

[1] 신중여산(身重如山) : 몸이 마치 산과 같이 무거운 것.

문답 10

소변실금

여성 환자들 중에 재채기 하거나 크게 웃기만 해도 소변이 나와서 곤란하다는 분들이 있습니다. 산후나 중년 이상의 여성들이 많습니다.

산후에 자궁경관이 팽창하거나 자궁 앞 방광이나 요도의 괄약근이 이완되어서 수축력이 떨어져서 그렇다. 몸의 조직이 연약해서 생긴 것은 보기제인 보중익기탕[1], 삼기탕, 익위승양탕[2]을 쓰면 된다. 조직이 수렴되지 않은 경우 산수유를 단방으로 쓰거나 혹은 첨가하여 쓰거나, 산수유가 많이 들어간 처방을 쓴다. 전해질 결핍으로 소변실금이 생겼고 신경이 예민해져 있으면 계지가용골모려탕[3]을 쓰거나 아니면 용골, 모려를 별도로 넣는다. 방광 조직이 연약해지고 방광 신경이 너무 예민해져서 생긴 소변실금에는 축천환을 쓴다. 오약[4], 익지인은 체내 수분을 빼내 조직이완을 회복시켜준다. 임신시의 소변불통하게 되는 경우에는 삼출음을 사용한다.

[1] (1-022)보중익기탕 : 황기 1.5 인삼 백출 감초 각1 당귀신 진피 각0.5 승마 시호 각0.3

[2] (1-023)익위승양탕 : 백출 1.5 황기 1 인삼 신곡 각 0.75 당귀신 진피 감초 0.5 승마 시호 각 0.3 생황금 0.2

[3] 계지가용골모려탕(금궤요략) : 계지 작약 대추 생강 각1 감초 용골 각0.5 모려 0.75

[4] 烏藥 : 烏藥辛溫 心腹脹 小便滑數 順氣暢 : 오약은 조습해서 행기하는 기능을 가지고 있다.

위 처방 중에서 보중익기탕은 그 쓰임이 정말 광범위한 것 같습니다. 여기저기 안 끼는 데가 없네요.

그렇지. 기허로 인한 제증상에 모두 신체조건만 맞으면 응용할 수 있다. 소변실금도 기허가 원인일 때 활용할 수 있는 것이다. 익위승양탕도 마찬가지다.

삼기탕

삼기탕은 어떤 처방인가요?

삼기탕은 불금(不禁), 실금(失禁)에 쓰는 처방으로 기허로 인한 소변빈삭(小便頻數)이나 잔뇨감에도 쓴다. 삼기탕은 요도, 방광 괄약근의 이완으로 인한 여러 증상, 즉 소변실금, 소변빈삭, 유뇨, 자궁이완에 따른 자궁하수, 음탈(陰脫)[5], 자궁경부 이완으로 인한 유산, 항문괄약근 이완에 따른 탈항(脫肛)[6], 출혈에 효력이 매우 크다.

---

[5] 음탈(陰脫) : 자궁이 정상 위치로부터 음도를 따라 하강하는 것으로 심하면 음도 입구 밖으로 나오는 병증을 말함

[6] 탈항(脫肛) : 직장 혹은 직장 점막이 항문 밖으로 빠져나오는 일종의 병증, 체질이 허약한 어린아이나 노인들에게 주로 나타난다.

남자에게도 쓰나요?

물론이지, 신체증상과 호소하는 증상이 맞으면 쓸 수 있다. 특히 남성 전립선비대로 인한 소변이 잘 안 나올 때도 쓸 수 있다. 나이가 들거나 기운이 떨어져 방광이나 요도괄약근이 연약해져 이완되어 자신의 의지와 상관없이 소변이 나오거나, 소변을 참지 못하거나, 소변을 자주 보거나, 소변을 지리는 등의 증상이 생기는 데 이때 삼기탕을 사용한다. 일반적으로 노인의 유뇨증, 소변실금, 전립선비대에 많이 쓴다.

유뇨(遺尿)와 실금, 비슷한 것 같으면서도 조금 다른 증상인 것 같습니다.

유뇨란 자신도 모르게 소변이 방광에서 찔끔찔끔 나오는 것이며, 실금은 소변이 나오는 줄 알면서도 참지 못하는 것으로, 방광이나 요도를 조여 주는 방광 괄약근이 연약한 경우에 생긴다.

삼기탕은 이런 유뇨나 실금에 사용할 수 있는 처방이라는 것이죠?

그렇지. 또한 기허로 인한 하초의 근육이완을 수축시키는 약리작용을 이용하여 방광의 뒤에 있는 자궁의 이완이나 하수에도 사용한다. 임신 시에 자궁경부가 약해서 벌어짐으로서 유산의 징후가 있을 경우에도 삼기탕을 활용할 수 있다. 결국 삼기탕은 자궁, 방광, 요도, 항문의 괄약근뿐만 아니라 하초(下焦)의 괄약근을 수렴시키는 역할을 한다.

삼기탕의 처방 구성에 대해서 설명해 주세요.

삼기탕은 거원전(또는 이공산 또는 보중익기탕) + 숙지황(자윤제) + 익지인, 복령(축천환 개념) + 육계로 구성된 처방이다. 따라서 보기(補氣)하여 이완된 내장 조직을 탄력 있게 회복시켜 주면서 불필요한 수분을 제거하며 수축시켜 결과적으로 이완되거나 쳐진 조직을 끌어올리는 작용을 한다. 백복령, 익지인은 조직 속에 스며있는 수분을 배출하고 숙지황은 자윤을 공급하고 육계로 온열시켜 순환을 증가시켜 약성의 순환을 돕는다.

방약합편에 삼기탕이 두 개가 나옵니다. 어떻게 구별해야 할까요?

상통 92번에 삼기탕이 또 있다. 구별하기 쉽게 이것을 탈항삼기탕이라고 하자. 탈항삼기탕은 삼기탕과 약재 구성이 대부분 비슷하지만, 백작약, 길경, 건강이 더해져 있어, 근육의 수축력과 거담의 효능을 보완시킨 면이 있는 반면에, 상통 71번의 삼기탕은 익지인, 육계가 더해져 있어 소변 장애에 더 유효하게 사용한다. 그러나 약성의 차이가 경미하여 허랭이 약간 더 심하면 탈항삼기탕을 쓰고, 그렇지 않으면 삼기탕을 쓴다.

기허에 쓰는 보중익기탕과는 어떻게 구별할 수 있습니까?

보중익기탕은 기허하함(氣虛下陷)[7]에 사용하는 처방으로 삼기탕에 비해 소화력이 더 약하며 기허의 증세가 더 뚜렷하며 요도 방광 괄약근 조직의 이완이 더 심하고, 허약한 정도가 더 뚜렷한데 쓴다.

[7] 기허하함(氣虛下陷): 중초에 있는 비위가 허약해진 것을 말함. 주된 증상은 얼굴빛이 엷어지고 현기증과 권태감이 생기며 쉽게 땀이 나고 식욕이 감퇴되며, 숨이 차고 설사하며 복부가 무겁게 느껴지고 자주 대변감이 오며 소변이 한 방울씩 떨어지는 등이다. 중기하함(中氣下陷), 비기하함(脾氣下陷)이라고도 한다.

Lecture 上統 71 寶 삼기탕(蔘芪湯)

인삼 황기 백복령 당귀 숙지황 백출 진피 각1 익지인0.75 승마 육계 감초 각0.5

삼기탕은 기허(氣虛)로 인한 유뇨(遺尿), 소변불금, 소변실금, 소변빈삭, 잔뇨감에 사용하는 처방이다. 또한 약성을 응용하여 자궁조직의 이완에 따른 자궁하수, 음탈, 자궁경부 이완으로 인한 유산징후, 항문괄약근 이완에 따른 탈항과 대변 출혈에도 효력이 매우 크며, 전립선 비대로 인한 소변불리 증상에도 사용한다.

『새로보는 방약합편』 이종대 저

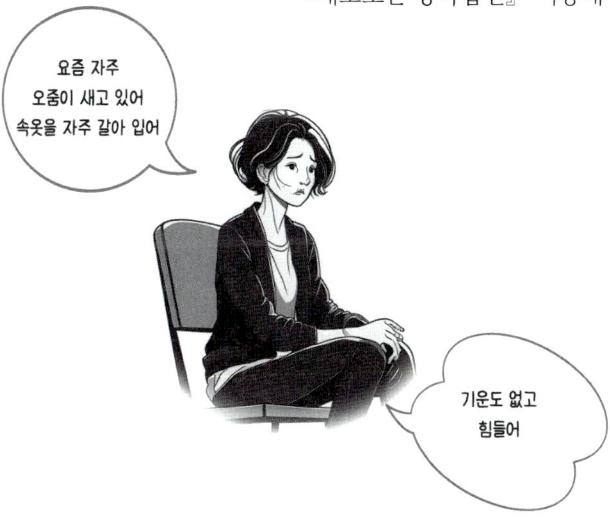
요즘 자주
오줌이 새고 있어
속옷을 자주 갈아 입어
기운도 없고
힘들어

치험례

- 단샘 이종대 -

족냉, 요실금, 배통(背痛)[1] 소화불량
정○○ 여 39세 소양성 태음인
주부 경기도 과천시 별양동

몸이 허약하다며 보약을 지으러 온 소양성태음인 주부이다.

▶ 증상

① 15년 전에 출산을 한 후부터 발이 시리기 시작하였는데, 최근 2개월 전부터는 양말을 신고 자야할 정도로 심해졌고 무릎 이하로 발바닥 표피층이 시린 느낌이 난다.
② 5개월 전인 올여름부터 뛰거나 재채기를 하면 자신도 모르는 사이에 소변이 약간씩 나온다.
③ 심한 일을 하거나 발바닥이 차가워지면 등이 뻐근해진다.
④ 2개월 전 발바닥이 시리면서 소화가 안 되고 항상 더부룩하다.
⑤ 손발이 매우 차고 배도 약간 찬 편이다.
⑥ 잘 놀라고 가슴이 답답할 때가 있다.
⑦ 묽은 냉·대하가 많다.
⑧ 추위를 많이 타고 개꿈을 자주 꾼다.
⑨ 양쪽 볼이 붉고 혀의 크기가 크다.

[1] 배통(背痛): 등이 아픈 것

▶ **투약**

추위를 많이 타고 발이 시린 증상이 있는 소양성태음인 주부의 소변실금을 목표로, 삼기탕 2배량에 건강 1돈을 더하여 10일분 20첩을 투약하였다.

▶ **경과**

14일 뒤인 12월 하순에 다시 내원했을 때 확인해 보니, 지난번 약을 복용한 뒤로 발이 시리던 증상이 호전되어 양말을 신지 않고 잠을 잘 수 있을 정도가 되었으며 요실금은 거의 소실되었으며 발 시릴 때 등이 아팠던 경도 경감되었고 소화불량도 호전되었다고 한다. 삼기탕을 복용한 뒤로 증세가 전반적으로 호전되었으므로 이번에도 지난번과 같은 처방으로 10일분 20첩을 지어주었다.

축천환

축천환은 어떤 처방입니까?

축천환은 포기부족으로 소변을 자주 보는데 쓰는 것인데 방광신경이 예민해서 소변 빈발하는데 쓰는 것이다. 방광이 충혈되거나 예민해져 있는 상태로 볼 수 있다.

처방 구성이 단촐합니다. 오약과 익지인

그렇지, 여기서 오약을 어떻게 설명해야 할까? 오약은 거습이뇨제에 가깝지만 습체를 겸해 기의 소통이 잘 되지 않을 때 사용한다고 본다. 익지인은 보양약이라고 보기보다는 방광조직의 흥분을 어떻게 해결하느냐 이것이 문제인데 과도한 방광흥분을 줄여주는 쪽으로 안정감을 찾아주는 약물로 봐야겠지. 오약은 이뇨제이기도 하지만 과도한 습체를 빼준다고 보면 되겠다. 소변빈삭에 많은 처방이 있는데 축천환은 소변을 자주 본다던지 소변을 자주 보고 싶다는 게 주증이다.

삼기탕과는 어떤 차이점은 있습니까?

삼기탕도 소변빈삭에 쓰지만 그것은 잘 안 나오는 경향이 있다. 삼기탕은 조직의 연약 무력으로 인한 노인성 소변빈삭에 자주 사용하는 반면 축천환은 방광조직에 수분이 울체되어 발생하는 소변빈삭에 사용한다. 이 처방은 기본적으로 삼기탕보다 소변을 자주 보러 간다는데 초점이 있다. 조직의 일시적 과민으로 봐야겠지.

빈뇨에 쓰는 육미지황원과는 어떻게 구별할 수 있습니까?

육미지황원은 자윤과 청열, 수렴작용을 기본으로 하는 처방으로 산수유가 소변빈삭을 치료하는 주요 본초다. 육미지황원을 소아 소변빈삭에 사용하면 10명 중 2~3명은 낫는다. 즉 육미지황원은 방광 계통의 선천적인 연약이나 방광조직의 충혈 등을 개선하여 소변빈삭을 치료한다. 반면 축천환은 방광 조직에 불필요한 수분이 울체되어 발생하는 소변빈삭에 사용하는데, 소변빈삭 정도는 육미지황원을 써야 하는 경우보다 심하다.

Lecture 中統 103 寶 축천환(縮泉丸)

오약 익지인 각등분

축천환은 소변불금, 소변빈삭에 사용하는 처방이다. 소변을 보는 횟수가 너무 잦아서 소변을 보고 나서 곧바로 다시 보러 가며, 하루에 100여 차례 볼 정도로 자주 소변을 볼 때 사용한다. 조문에는 포기부족(脬氣不足)[1]으로 인해 자주 소변을 볼 때 쓴다고 하였는데, 이는 방광 신경이 예민해져서 소변을 보고 싶은 생각이 자주 드는 것을 뜻한다.

『새로보는 방약합편』 이종대 저

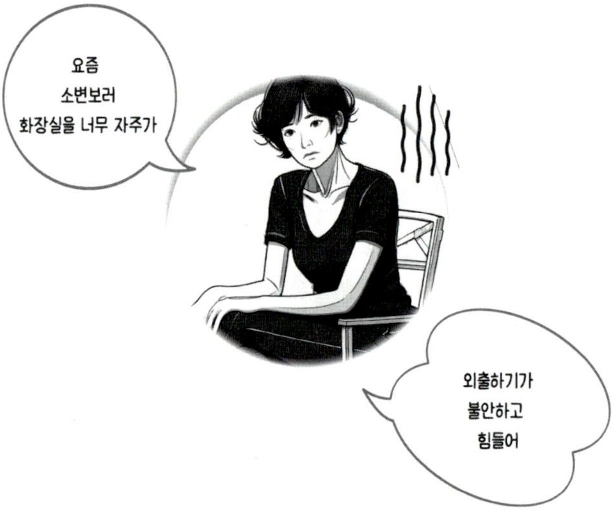
요즘
소변보러
화장실을 너무 자주가
외출하기가
불안하고
힘들어

[1] 포기부족(脬氣不足) : 방광의 기능 떨어진 것.

치험례

- 단샘 이종대 -

소변 강박감, 소변빈삭
김○○ 여 42세 소양인
주부 경기도 안양시 안양2동

▶ 증상

보통 키에 보통 체구이며 평소 행동이 빠르고 음식도 빨리 먹는 편이다. 45일 전 전기장판에 온도를 높여 지낸 뒤부터

① 갑자기 소변이 마렵다고 생각하면 참지 못하겠다.
② 소변이 조금만 들어 있는 듯해도 화장실을 가야 한다.
③ 불안하면 소변을 보러 간다.
④ 괜히 소변 때문에 불안해지고 소변을 보러 가야 한다는 강박관념이 늘 있다.
⑤ 외출할 때는 소변 때문에 항상 신경을 많이 쓴다.
⑥ 비뇨기과에 가니 이상이 없다고 한다.
⑦ 다른 한의원에서 한약을 2제 복용하였으나 차도가 없다.

▶ 투약

전기장판의 온도를 높인 후 발생한 것으로 보이는 소변빈삭을 목표로 축천환을 사용하기로 하고 오약 3돈 익지인 3돈으로 처방을 구성한 뒤 산수유 4돈을 더하여 10일분 20첩을 지어주었다.

▶ **경과**

25일 뒤 아들의 보약을 부탁하면서 그간의 경과를 말해주었다. 약을 먹은 뒤부터는 소변을 자주 보는 것도 없어졌고 무엇보다도 소변을 보러 가야 한다는 강박관념과 불안감이 없어졌다. 한약을 먹고 소변빈삭이 나았다는 것은 이해할 수 있으나 소변 때문에 늘 불안하고 또 생각만 해도 화장실에 가야 하는 강박관념까지 없어졌다는 것이 여간 신기한 것이 아니라고 하였다. 이미 다 나았으나 곤욕을 당했기 때문에 방광도 튼튼히 할 겸 1제를 더 원하여 같은 처방으로 1제를 지어주었다.

문답 11 질액이 잘 안 나올 때

중년 이상의 여성들이 많이 호소하는 증상 중에 하나가 질이 너무 건조하다고 합니다. 그래서 성인용품을 찾는 사람들이 적지 않습니다.

그런 경우는 귀비탕이나 가미귀비탕을 쓴다. 또한 질 건조로 인한 성교통이나 성교 출혈에도 사용한다. 하초의 혈행을 도와 질 건조증을 치료하는 것이다. 소화력이 좋으면 대영전을 사용하기도 한다.

Lecture 上統 98 竇 가미귀비탕(加味歸脾湯)

귀비탕 加 산치자 시호 변향부자 각1

가미귀비탕은 울화나 충격 긴장, 스트레스 등으로 인해 경폐(經閉)와 혈붕이 발생했을 때 사용하는 처방이다. 또한 약성을 응용하여 상열(上熱), 정충(怔忡), 우울, 흉비(胸痞), 항강(項强)[1], 수족저림, 기핍, 갑상선기능항진증, 갑상선기능저하증, 교통사고 후유증, 이명, 천면(淺眠), 다몽(多夢), 수장한(手掌汗), 심번(心煩)[2], 주부습진, 피부건조, 탈모, 신경쇠약 건망증 등에도 사용한다.

『새로보는 방약합편』 이종대 저

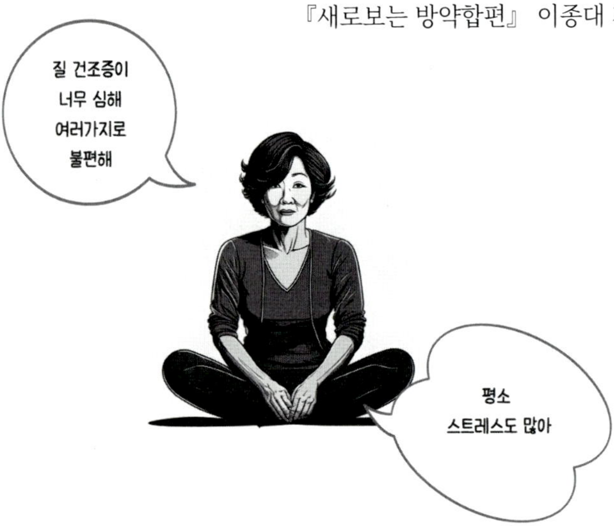
질 건조증이 너무 심해 여러가지로 불편해
평소 스트레스도 많아

[1] 항강(項强) : 목덜미가 뻣뻣하고 잘 돌리지 못하는 증상

[2] 심번(心煩) : 가슴이 답답한 증상. 속에 열이 있을 때 생긴다.

치험례

- 최은영 선생 -

질건조, 생식기 부위의 통증
ㅇㅇ 여 55세 소음인
경기도 고양시 덕양구

▶ 증상

① 질건조

- 6월 이사 후 여성생식기 부위(안쪽, 외음 둘다)가 따가워 산부인과에 가니 자궁벽이 얇아져 있고 질건조 증상이 있다고 했음
- 방광염 원인균도 같이 발견되어 항생제 복용. 이후 질건조를 개선 시키기 위해 호르몬 처방받아 복용.(호르몬 부작용 생겨서 다리 통증. 전혀 개선되지 않음)
- 분비물이 적은 것을 느낌

② 생식기 부위의 극심한 통증

- 소변 본 뒤 휴지로 닦을 수 없을 정도 (이 때문에 외출자제)
- 속옷이 닿아도 아파서 헐렁한 바지를 입고 있음
- 잠을 못 잘 정도의 통증
- 밖에서 보이는 생식기 부위가 빨갛게 되어 있음 & 피부 발진 (병원에서는 피부 건조 때문이라고 바르는 크림을 주었음)

③ 추위를 타는 편

④ 소화는 괜찮은 편

⑤ 변도 잘 본다.
⑥ 약 2년간 가족 병간호하느라 스트레스가 심했었다.
⑦ 작년 비문증이 있었다.
⑧ 하루 2회 정도 신경 쓰거나 몸을 많이 쓰면 열 달아오름 있다.
⑨ 수면은 가끔 불면. 잠귀 밝다 .
⑩ 생리는 끊어져 가고 있었는데 호르몬 복용으로 7월 생리대가 넘칠 정도로 많은 피를 흘렸다 .
⑪ 전체 피부가 건조한 편

▶ **처방구상**

산부인과에서 질건조로 인한 증상인데 해줄 수 있는 방법이 없다며(호르몬 부작용 때문) 자궁까지 혈행을 원활히 순환되게 하기 위해 어떤 기구를 사용해 약 6개월간을 사용해보자고 했다.

약 2년간 병간호로 스트레스를 많이 받았고 이로 인해 비문증 발생, 최근 이사를 하며 힘들었다는 것을 보면 소음인 체질이 신경을 쓰며 조직이 긴장 이완을 반복하며 말초까지 혈액 공급이 충분히 되지 않았을 것이다. 특히 여성의 생식기 부위까지 혈액이 충분히 공급되지 못해 분비물이 적어지고 점막 부위가 건조해지며 주호소 증상이 나타났다고 보았다.

말초부위까지 혈액을 충분히 공급해 줄 수 있는 귀비탕, 기울증상이 있어서 이를 해소해 줄 수 있는 시호. 치자. 향부자. 전체적으로 건조한 느낌이 너무 들어 혈허에 사용되는 사물탕을 넣고 싶었으나 소화력이 괜찮기는 하나 본인이 식사를 조절해서 되는 것이기에 숙지황만 0.5돈 넣었다.

▶ 투약

가미귀비탕 + 향부자. 숙지황 30첩 하루 2번 40팩

▶ 경과

개선된 부분 : 주호소 증상은 개선됨

- 약 복용 한지 10일 정도 지났을 때 생식기 부위의 통증과 피부발진 (붉음)이 개선되기 시작했다고 했다.
- 약을 다 복용하고 나서 보니 분비물이 조금씩 나오기 시작했고, 생식기 부위 통증은 개선되어서 괜찮다고 한다.

개선되지 않은 부분

- 상체쪽 열 달아오름은 여전하다.
- 호르몬 복용 뒤 통증이 나타났던 다리에 알러지 반응 (소양증은 없음)이 나타나서 피부과 약 (스테로이드, 알러지약)을 복용 중이다. 병원에서는 나이가 들어 면역이 떨어지고 피부가 건조해서 이유 없이 나타나는 알러지라고 한다.

  본인이 불편하다고 호소하던 것은 개선되어 한약보다 면역을 높이기 위해 경옥고를 드시기로 했다.

문답 12 젖몽우리 뭉치고 아픈 것, 유선염

십육미유기음

생리 때만 되면 젖몽우리가 뭉치고 아프다고 호소하는 여성이 많습니다.

그때는 십육미유기음을 쓴다. 생리 때 젖몽우리가 딴딴한 것은 난관이 좁아져서 온다고 본다.

그 기전은 어떻게 됩니까?

모른다. 그러나 경험상으로 미루어보아 생리할 때 젖몽우리가 딴딴해지는 것은 난관이 좁아지는 것과 관련이 있다고 본다. 배란기에 난소가 울체되어 생긴다.

십육미유기음을 쓸 수 있는 상태에 대해 설명해주세요.

허약하거나 허약해진 상태에서 기울로 인해 조직이 긴장되어 울결이 나타난 것이다. 신경을 쓰면 조직이 긴장되는데 긴장이 채 풀리지 않은 상태에서 체력이 떨어졌을 경우 조직의 신축력도 저하된다. 이런 상태가 지속 반복되면 조직에 변형이 올 수 있다. 이것이 유방에 나타나면 유방결핵이 되고 근골격계에 나타나면 수족저림 증상이 된다.

십육미유기음은 유방결핵 이외에 응용할 수 있는 질환이 있을까요?

갑상선 질환에 많이 응용한다. 갑상선기능항진증은 허약한 사람에게 흔히 발생하는데 허약한 상태에서 스트레스를 받게 되면 이에 대응하기 위해 과도하게 에너지를 발생시켜야 하기 때문이다. 그러나 허약한 상태에서는 계속해서 기능이 항진되어 있을 수 없기에 결국 갑상선기능저하증을 야기한다. 십육미유기음은 갑상선기능항진증보다는 저하증에 많이 사용한다.

허약한 사람의 갑상선질환에 사용하는 가미귀비탕과 비교해 주세요.

두 처방 모두 갑상선기능항진이나 저하증에 사용하는데, 가미귀비탕은 신경과다로 인해 발생하는 증상에 사용하고 십육미유기음을 쓸 사람보다 허약 정도와 증상의 정도가 심한 경우에 적합하다. 반면 십육미유기음은 허약하기는 하지만 가미귀비탕을 쓸 사람보다 약간 실하다고 할 수 있다, 증상 또한 극심하지 않은 편이며 신경 증상이 뚜렷하지 않고 가벼운 편이다.

Lecture 中統 140 竇 십육미유기음 (十六味流氣飮)

소엽 1.5 인삼 황기 당귀 각1 천궁 관계 감초 후박 백지 방풍 오약 빈랑 백작약 지각 목향 각0.5 길경0.25

십육미유기음은 유방결핵이나 젖몸살, 유옹(乳癰)[1] 등에 사용하는 처방이다. 또한 약성을 응용하여 기울(氣鬱)로 인한 수족저림, 갑상선질환, 매핵기(梅核氣)[2] 등에도 활용한다.
조문이나 활투침선을 보면 유암(乳巖)[3]에 사용하는 처방으로 되어 있는데, 여기서 유암이란 악성종양이 아니라 유방에 멍울이 생겨서 딱딱해진 것을 의미한다. 용어의 혼란이 있을 수 있으므로 정리를 하자면, 유방결핵은 유방에 생긴 멍울인데 말랑말랑할 수도 있고 딱딱할 수도 있다. 반면 유암은 멍울이 딱딱하다. 유옹은 유선염에 가까운 증상이며, 젖몸살을 유선염 전단계의 증상이다.

『새로보는 방약합편』 이종대 저

---

1 유옹(乳癰) : 유방에 생긴 옹. 흔히 해산한 뒤에 생기는 데 간기울결과 위열이 옹체되어 생긴다. 처음에는 유방이 단단하면서 멍울이 지고 부어오르면서 아프며 젖이 잘 나오지 않는다. 그리고 오한이 나면서 열이 난다. 병이 더 진행되면 단단한 것이 더 크게 부어오르고 화끈화끈 달아 오리며 심한 통증이 나타난다.

2 매핵기(梅核氣) :평소 스트레스를 많이 받고, 신경이 예민한 사람, 특히 갱년기 여성 중에 목 안에 무엇인가 걸려 있는 듯한 느낌을 지속적으로 호소하는 경우, 이러한 증상을 '매핵기'라고 한다.

3 유암(乳巖) : 유방에 돌처럼 굳은 종물이 생기는 병증. 중년 이상의 여성들에게서 흔히 보는데, 칠정으로 간비(肝脾)의 기가 치밀어서 생긴다.

치험례

- 단샘 이종대 -

유방결핵, 소변적색
오 ○○ 여 33세 소양성소음인
서울시 강동구 길1동

10일 전 위궤양으로 비화음을 복용한 이후 속쓰림, 신트림이 소실되고 소화도 잘 되고 푸른 변도 없어지고 하복통도 줄었다는 부인이다.

▶ 증상

① 유방에 단단한 멍울이 대단히 많다.
② 병원에서 유방결핵으로 진단받았다.
③ 소변 색이 붉다.
④ 어제부터는 소변이 뿌옇기도 하다.
⑤ 2년 전 정충, 심번 등의 기울 증세로 본 한약방에서 가미귀비탕을 복용한 이후 나은 적이 있다.
⑥ 전에 불면으로 3년간 정신과 치료를 받은 적이 있다.

▶ 투약

정신과 치료경력이 있는 소양성소음인 주부의 유방결핵을 목표로 십육미유기음 2배량에 청피 1돈을 더하여 10일분 20첩을 지어주었다.

▶ **경과**

13일 위에 다시 왔을 때 확인해보니, 약을 복용한 이후 유방에 몽우리는 여전하나 붉게 나오던 소변은 아침에만 붉으며 아침이며 얼굴이 붓는데, 병원 검사 결과 소변에 특별한 이상은 없다고 한다.

유방의 몽우리는 아직 여전하나 소변 색깔이 정상으로 돌아오는 것으로 보아 효과가 있다고 보고 지난번과 같은 처방에 패모 1.5돈을 더하여 10일분 20첩을 지어주었다.

13일 뒤에 전화로 전에는 유방이 딴딴했으나 3일 전부터 확 풀려서 유방결핵이 있기 전처럼 말랑말랑해졌다고 한다. 그러나 유방결핵은 아직 있는 상태이며 간혹 소변빈삭이 생긴다고 한다. 딴딴했던 유방이 말랑말랑해진 것으로 보아 효과가 있었다고 보고 지난번과 같은 처방으로 10일분 20첩을 지어주었다.

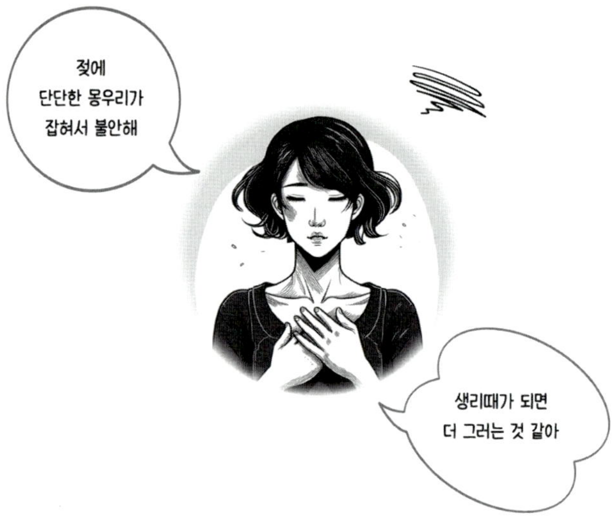
젖에
단단한 몽우리가
잡혀서 불안해
생리때가 되면
더 그러는 것 같아

Lecture 스트레스와 염증(『면역혁명』 아보도오루 저)

스트레스 시에는 자율신경 중 교감신경이 우위를 차지하게 되는데 이때는 과립구가 지나치게 증가해서 몸 안에 있는 다른 세균들과 싸워 화농성 염증을 유발하는 성질이 있다. 또 세균이 없는 곳에서는 활성산소로 조직을 파괴한다. 다시 말해서 세균이 있으면 화농을 유발하고 세균이 없으면 조직을 파괴하여 염증을 유발한다.

과립구의 이런 성질로 여러 질병의 수수께끼를 이해할 수 있다. 치조농루, 위궤양, 십이지장궤양, 궤양성대장염, 크론병, 치질 등은 점막이 파괴되어 염증을 일으키는 질병이다. 내장질병인 급성 췌장염, 급성 신우염, 돌발성 난청 등은 너무 무리해서 생기는 질병이다. 무리하게 되면 교감신경이 과잉상태에 놓이게 되어 과립구가 지나치게 증가하여 조직을 공격하기 때문에 발생하는 질병이다. 이틀 정도 밤을 새우면 흔히 발생하는 질병이 급성췌장염이다. 또 폭주한 후에 급성췌장염에 걸리는 사람도 많다. 급성 신장염 환자들은 대부분 심각한 스트레스를 받고 있다. 이혼이나 가정불화 때문에 돌발성 난청에 걸리는 사람도 있다.

Lecture 참고

- 기종(氣腫)[1] : 온몸 어디에든 종기가 종창 발적한 후 오래도록 화농하지 않고 진물만 흐르는 것
- 유핵(乳核) : 유방에 작은 돌 같은 것이 있어 아픈 것
- 유암(乳巖) : 유핵이 농혈이 흘러나오면서 아픈 것.

---

[1] 산후 유방에 세균이 침입하여 부었는데 +청피하여 대효를 얻었다. (도설391)

문답 13 갱년기 장애 그리고 신경 증상

인생에서 누구도 피해 갈 수 없는 주기가 바로 갱년기입니다. 갱년기는 어떻게 접근해야 할까요?

갱년기 장애는 여성호르몬(에스트로겐) 부족현상으로 난소자극 호르몬이 과잉되어 상열감이나 홍조 등의 증상과 에스트로겐 부족으로 인하여 생긴 심리적 증상이 나타나는데, 이때 단치소요산이나 가미소요산, 가미귀비탕을 많이 쓴다. 소요산은 보통 체열이 높은 사람들의 상열감, 번조, 정충, 초조, 불안감등이 쓴다(보통 소양인). 열이 있고 에너지의 여력이 있는 사람의 경우 간에 문제가 생길 수 있다.

Lecture 갱년기의 신경증상

가슴번조, 정충, 항강, 불안, 초조, 우울, 천면, 손발저림, 상열, 한숨, 의욕상실, 기억력저하, 숨참, 호흡곤란, 안면근육떨림, 매핵기, 흉비, 구설미란, 불면, 공황공포증, 고소공포증, 추락후유증, 타박, 골절, 수족번열, 신경마비, 수족건조, 발뒷꿈치 갈라짐, 구순건조, 혀굴곡, 주부습진, 변비, 부정맥, 협심증

처방 : 귀비탕, 가미귀비탕, 소요산, 가미소요산, 향소산, 행기향소산, 십육미유기음, 온담탕, 가미온담탕, 육울탕, 시호가용골모려탕, 시호계지건강탕, 칠기탕, 사칠탕, 청심연자음, 성심산, 황련청심음, 복령보심탕, 분심기음, 인숙산 등

귀비탕

한때 연구소엔 이런 농담이 떠돌았습니다. '세상에는 두 가지 처방이 있다. 귀비탕과 귀비탕 아닌 처방' 그만큼 선생님께서는 귀비탕을 많이 사용하셨습니다. 현대인들의 스트레스를 다스리는 데 많이 응용하셨다고 들었습니다.

그렇지. 현대인은 운동 부족에 스트레스를 많이 받아서 신경 증상이 많아 귀비탕을 많이 쓰지. 귀비탕은 보기, 강심, 안신제다. 말초의 모세혈관까지 혈액을 잘 전달시키는 기능이 귀비탕의 핵심기능이다. 에너지를 증강시키고 혈관의 신축력을 증폭시킨다. 안신제인 용안육, 원지, 산조인이 들어가는데 그로 인한 기체(氣滯)를 해소하기 해결하기 위해 목향이 들어간다. 스트레스를 받거나 생각을 많이 하면 몸에 변화가 일어난다. 몸이 긴장하게 되고 정도가 낮은 긴장 상태가 지속된다. 그렇게 되면 조직이 미약하게 경직된다. (긴장이 풀리면 다시) 이완된다. 경직과 이완이 반복되다 보면 몸의 조직이 연약해지고 무력해진다. 귀비탕은 결국 긴장, 경직, 이완, 무력 등에 의한 조직의 연약에 의해 병이 생길 때 쓴다.

귀비탕은 어떤 사람에게 적합한가요?

주로 음인 계열의 소음인 태음인 중에 체열이 좀 낮으면서 체력이 저하된 사람이 가슴이 답답하고 열이 달아오르고 한숨 쉬고 뒷골 땡기고 의욕이 없고 기억력이 떨어지고 신경질 내고 손발이 저리고 헛배 부르고 가스차고 할 때 귀비탕을 쓴다. 이런 사람 중에 울증을 동반해서 상열감이 있고 가슴에 열이 있다고 하는 사람들이나 체열이 중정도 되는 사람은 귀비탕에 시호, 치자, 향부자 등을 합방한 상통98의 가미귀비탕으로 쓴다.

귀비탕이 잘 안 맞는 사람이 있을 것 같은데요. 예를 들어 저 같은 사람요.(체열이 양호한 소양인) 저는 어떤 처방이 좋을까요?

항상 신체 상태를 고려해서 약을 써야 하지. 소양인계열에 체열이 좋은 사람들이 상열 증상이 있는 경우는 대부분 소요산이나 단치소요산 계열로 처리한다. 주로 상열감이 주증상인 경우이며 열울(熱鬱)[1]과 더불어 혈허증을 동반한 경우가 많다. 시호증으로 더욱 허약해진 사람의 구갈, 번열, 상열, 가슴답답, 심하지결[2], 소양인이 허약증으로 빠진 경우 보중익기탕을 쓰기 바

---

[1] 열울(熱鬱) : ①육울 중의 하나. 정서의 장애로 인해 기가 몰려서 열로 변하게 되므로 어지럽고 머리가 아프며, 입이 마르고 쓰며 마음이 조급하고 답답하며 대변이 딱딱하고 소변이 붉으며, 눈의 충혈과 귀울림이 있고 누런 설태가 끼며, 가슴이 쓰리면서 신트림이 나는 등의 증상이 나타난다. ② 열사가 내부에 몰려서 밖으로 빠지지 못한다는 뜻을 말함.

[2] 심하지결(心下支結) : 위완사이에 마치 어떤 물체가 걸려 있는 듯한 자각증상이 있어서 몹시 답답하게 느껴지는데, 딴딴하지도 않고 더부룩하지도 않은 일종의 증상이다.

로 직전 처방으로 시호계지건강탕을 쓰기도 한다. 또 다른 경우는 스트레스와 체력 저하로 인한 심포(心包)[3]에 담음 울체가 된 경우 상열감, 불면, 정충, 매핵기[4], 변비 등의 증상들을 동반하는 경우가 있는데 이럴 땐 이진탕 계열, 사칠탕, 온담탕, 가미온담탕 등의 처방을 살펴보아야 한다.

기울 증상이 있는 사람은 순환의 문제도 가지고 있어요.

그렇지. 기울이 있는 사람이 주로 호소하는 증상은 흉비[5]나 신체통, 손발이 저린 증상이다. 이는 신경의 문제이거나 혈액순환의 장애로 인하여 생기는 것이다. 늘 쑤시고 아픈 것은 주로 신경의 문제이다. 경추 추간판 문제로 신경이 눌려서 손이 저린 경우는 많지 않다. 있다 하더라도 x-ray 찍어서 표시가 안 나는 경우가 많다. 밤에 잘 때 손발이 저린 것은 혈액순환 장애로 인한 것이다. 혈액공급이 부족하여 손발이 저린 것이다.

제가 잠이 정말 안 오고 가슴이 두근거려서 귀비탕을 먹었는데, 잠은 조금 오는 듯 했는데 설사가 나더라고요. 원래 연변을 보고 있었거든요.

---

3 심포(心包) : 심포락의 준말, 심의 겉면을 둘러싸고 있는 막과 거기에 붙어 있는 낙맥을 말한다, 심장을 둘러싸고 있으면서 심을 보호하고 그 기능을 돕는 작용을 한다. 심포락은 심과 함께 정신 사유작용에 관계한다고 보았다.

4 매핵기(梅核氣): 정신적으로 우울하고 간기에 담이 섞이기 때문에생긴다. 증상은 인후부가 붉어지거나 붓지는 않으며, 매실의 씨와 같은 것이 걸린 듯하지만 나오지도 않고 삼켜지지도 않는다.

5 흉비(胸痞) : 사열(邪熱)이 상초에 막혀 가슴이 그득한 것을 말함

귀비탕은 소장 장운동을 증가시켜 변비를 치료한다. 원래 변이 묽던 사람이 먹으면 설사를 하게 될 수 있다. 또 열이 많은 사람은 귀비탕을 먹으면 가슴에 열이 차면서 번조가 일어난다. 귀비탕을 먹고 우물에 빠진다는 말은 그래서 나온 말이다.

귀비탕을 신경증 이외에 또 어디에 쓸 수 있을까요?

귀비탕은 갑상선 질환 특효약이다. 스트레스, 고민, 울화 등 정신적 요인에 의해 인체는 긴장을 하게 되고 근육이 수축하게 되면서 에너지 소모가 일어나고 소모된 만큼 생산이 이루어져야 한다. 이때 몸의 에너지 총량-여력이 많으면 그걸 사용할 수 있다. 이런 사람은 체열이 높으며 대사가 활발한 사람이다. 그런데 몸에서 에너지 총량-여력이 부족하게 되면 편법을 써서 에너지 생산을 높이게 된다. 즉 갑상선 호르몬 분비를 촉진 시켜 대사를 활성화해 에너지를 생산해버리는 것이다. 이 때문에 갑상선 기능 항진증이 생기게 된다. 없는 에너지를 억지로 만들어 써버린 셈이므로 갑상선항진증 이후로는 갑상선저하증이 오게 된다. 그래서 갑상선호르몬 수치를 측정하면 항진증으로 나타나지만 증상은 저하증으로 나타나게 된다. 그 증상은 정신적 장애 즉 불안, 초조, 의욕감퇴, 무력감, 자살 충동 등으로 나타나면서 자기 존재 의미를 상실하게 된다. 거의 정신병수준이다.

선생님의 귀비탕 처방기준을 정리해 주신다면요?

① 냉성체질에 적합하기 때문에 비교적 몸이 찬 사람에게 효력이 좋다. ② 특히 신경을 과도히 씀으로써 조직이 긴장되고, 기혈이 응체되기 쉬운 체질과 응체된 상태에서 생기는 여러 증세에 잘 듣는다. ③ 혈색이 없는 사람 ④ 체질로는 음성체질, 또는 음적인 면이 많이 섞여 있는 양인체질 ⑤ 성격적으로는 활달한 사람보다 과묵하거나 차분하거나 세심한 사람 ⑥ 정신적 노동을 많이 하는 사람에게 보다 적합하다. ⑦ 연약하면서 피부가 건조하거나 건성 피부자 ⑧ 귀비탕은 사군자탕(인삼 백출 복령 감초)이 기본방이므로 보기작용이 있어 기허증이 없는 사람은 투약에 신중해야 한다.

귀비탕이 워낙 광범위하게 쓰이니 증상을 기준으로 구별해주신다면요?

증상기준으로는 ① 건성 피부자. ② 발뒤꿈치가 갈라지는 자 ③ 손톱이 부러지거나 휘어지는 자 ④ 안구건조증이 잘 나타나는 자 ⑤질이 건조한 자 ⑥ 손바닥이 건조한 자 등이다. 이 사람들의 공통점은 말초의 혈관까지 혈액전달이 미약하여 영양전달이 어려운 사람이라는 것이다. 즉 귀비탕이 이렇게 말초혈관까지 혈액전달을 원활히 해주는 역할을 한다는 것이다.

도대체 귀비탕은 무엇으로 이루어졌기에 이토록 탁월한 효능을 발휘하는 겁니까?

처방구성을 보면, 사군자탕(또는 거원전) + 당귀, 용안육, 산조인(보혈, 안신제) + 원지(강심제) + 목향(이기제)로 구성되어 있다. 따라서 근육이나 조직의 연약으로 말초혈관이 이완되어 심박출력이 약해져 혈액순환이 원활하지 못하거나 어려울 때 사군자탕으로 기능을 증가시키고, 동시에 원지로 막히고 이완된 혈관을 뚫어주며 당귀, 용안육, 산조인으로 혈관과 혈관 주위에 자윤을 공급한다. 실제로 콩팥에 무리를 줄까 봐 원지를 빼고 쓰면 주부습진이나 발뒤꿈치가 갈라지는 것이 잘 낫지 않거나 늦게 낫는 것을 여러 차례 경험한 적이 있다.

불면증에 쓰이는 온담탕[6]과는 어떻게 구별할 수 있을까요?

온담탕은 습담의 울체로 인하여 조직이 이완되고, 그로 인하여 심박출력이 감소하므로 말초혈관이나 미세한 말초혈관의 하나인 뇌로 가는 혈류량이 감소 되어 발생하는 불면증에 사용하는 반면, 귀비탕은 신경성으로 인한 긴장이나 긴장 뒤의 이완으로 심장의 압출력이 저하되고 말초혈관이 연약해져 혈행 소통이 원활하지 못하여 뇌로 가는 혈액량이 부족해져 오는 불면증에 사용하며, 온담탕보다 연약하고 피부가 건조한 사람에게 많이 발생하며 평소에 생각이 많이 하는 사람에게 많이 나타나는 특징이 있다.

---

[6] (2-094)온담탕 : 반하 진피 백복령 지실 각2 죽여 1 감초 0.5 강5편 조2매

Lecture 上統 66 寶 귀비탕(歸脾湯)[1]

당귀 용안육 산조인 인삼 황기 백출 백복신 원지 각1 목향 0.5 감초0.25

귀비탕은 심장의 박출력 저하와 혈관연약으로 혈액순환이 원활하지 못하여 발생되는 다양한 증상에 사용하며, 심장의 박출력 저하와 혈관연약이 전신허약에 바탕을 두고 있을 경우에 적합하다. 즉 손발저림, 수장한(手掌汗)[2], 주부습진, 풍치, 이명, 불면증, 정충(怔忡)[3], 감상선기능장애, 교통사고후유증, 기허성 변비, 혈관위축증, 질건조증, 성교통, 성교출혈, 등 수많은 증상에 응용할 수 있지만, 이러한 증상이 전신허약에 따른 심허(心虛)와 혈관 연약에 기인한 경우에 사용할 수 있다. 이런 증상에 응용할 수 있는 것은 이완·위축된 말초혈관을 확장 환원시키는 작용이 귀비탕에 있음을 경험적으로 체득했기 때문이다.

『새로보는 방약합편』 이종대 저

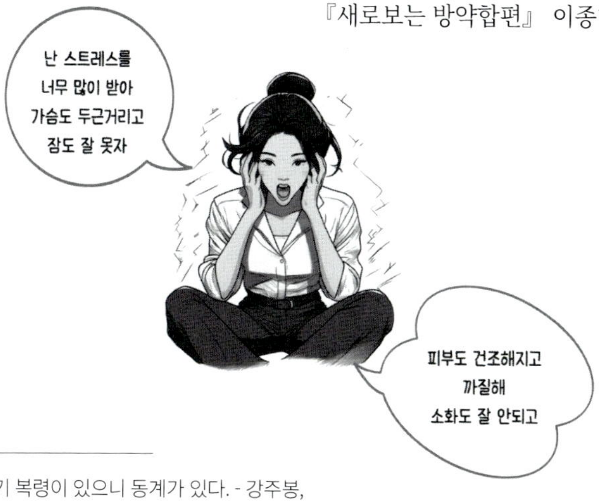
난 스트레스를
너무 많이 받아
가슴도 두근거리고
잠도 잘 못자
피부도 건조해지고
까칠해
소화도 잘 안되고

---

[1] 황기 복령이 있으니 동계가 있다. - 강주봉,
인삼이 있으니 심하비경(心下痞硬)이 있다. 백출이 있으니 심하비(心下痞)가 있다.
- 노의준

[2] 수장한(手掌汗) : 손바닥에 땀이 나는 증상

[3] 정충(怔忡) : 가슴이 몹시 두근거리는 병증

치험례

- 단샘 이종대 -

갑상선기능저하증, 피로, 부종
이 ○○ 여 50세 소양성태음인
서울시 강동구 천호동

보통 키에 보통 체격으로 피부가 까무잡잡한 소양성태음인 여성이다.

▶ 증상

① 작년 5월에 병원에서 갑상선기능저하증으로 진단받은 후 계속 약을 복용하는 중이다.
② 몸이 몹시 피로하다.
③ 특히 손에 부종이 있다.
④ 추위를 약간 타고 더위를 심하게 탄다. 손발, 배 모두 따뜻하다.
⑤ 땀이 거의 없는데 요즘에는 얼굴에 조금씩 난다.
⑥ 물은 많이 마신다.
⑦ 식욕은 보통이다.
⑧ 잠이 항상 부족하고 가끔 꿈을 꾼다.
⑨ 눈에 힘이 없다.

▶ **투약1**

갑상선기능저하증을 목표로 귀비탕을 사용하기로 하고 체열이 높다는 점을 감안하여 인삼은 0.5돈으로 줄이고 향부자 2돈, 구기자 1돈을 더하여 10일분 20첩을 투약하였다.

▶ **경과1**

약을 모두 복용한 후에 확인해 보니, 피로감이 소실되고 전에는 소변에서 냄새가 났었는데 괜찮아졌으며 부종도 소실되었다고 한다.

▶ **투약2**

그러나 눈은 여전히 피로하다고 하여 지난번의 처방에 초결명 1돈 더하여 10일분 20첩 투약하였다.

▶ **경과2**

약을 모두 복용한 후에 확인해 보니, 약을 복용하고 나서 몸이 더워지고 예전보다도 땀이 많아졌다고 한다.

▶ **투약3**

50세 주부이므로 갱년기 증상도 나타날 수 있고, 또한 평소에 체열이 높은 사람이므로 지난번의 처방에 소요산의 의미로 시호 1돈 치자 1돈, 맥문동 1돈 박하 1돈을 더하고 갑상선종에 사용하는 하고초 2돈을 더하여 10일분 20첩을 투약하였다.

▶ **경과3**

이번 약을 복용하고 몸이 더운 것은 없어졌으나 요즘에 잠이 안 온다고 했다.

▶ **투약4**

그래서 지난번의 처방에서 산조인의 양을 2배로 하여 10일분 20첩을 투약하였다.

▶ **경과4**

약을 모두 복용한 후에 확인해 보니, 병원에 가서 티록신 양을 검사한 결과 정상으로 나왔다고 했다. 그 후 잠도 잘 오고 피로도 모르겠으며 이달부터 다시 월경을 하였다. 약이 효과가 있다고 보고 지난번의 처방대로 10일분 20첩을 지어주었으며 지속적으로 운동을 할 것을 권유하였다.

Lecture 연구소의 어느 토요일 잡담

단샘 : 풍치에 박하빙을 쓰거나 귀비탕을 쓴다. 박하빙은 열을 뺏어간다. 그래서 풍치가 붓고 열이 날 때 박하빙을 대면 통증이 금방 가라앉으면서 소염도 되고 낫게 된다. 그렇지 않은 풍치에는 귀비탕을 쓴다.

학생 : 기전은 어떻게 되는지요?

단샘 : 잇몸 조직이 이완되어 혈액이 울체되어 생긴 것이다. 혈행을 증진시켜주니 풍치를 낫게 한다.

가미귀비탕

가미귀비탕은 언제 쓸 수 있나요? 귀비탕과 비교해서 설명해주세요.

가미귀비탕은 귀비탕에 치자, 시호가 더해진 처방인데 원래는 울화나 충격으로 인한 경우 예를 들어 교통사고나 대수술하거나 울화가 치밀어 울화가 생길 경우, 월경 중단이나 혈붕(血崩)에 쓴다.

가미귀비탕은 울체된 경우에 쓰인다. 즉 연약한 상태를 넘어서 에너지가 울체된 상태에다 열을 내거나 부조화된 상태에서 쓰인다. 방약합편에는 월경불통(月經不通)에도 쓰는 처방이라고 되어 있다. 신경을 과도하게 쓰는 현대생활의 긴장감, 스트레스 등으로 인한 제 증상에 가장 많이 활용될 수 있는 처방 중의 하나다. 가미귀비탕을 활용할 때는 대부분 향부자를 더한다.

그렇다면 귀비탕에 시호, 치자, 향부자가 더해진 것인데요. 이 세 약재의 역할을 설명해주세요.

귀비탕에 포함된 보기제의 약성이 조열하여 평소보다 에너지 생산량이 증가하고 결과적으로 혈액순환이 빨라져 열이 발생하게 된다. 이때 간이 부담을 받게 되므로 과잉 생산된 에너지와 열로 인하여 부담을 받은 간을 풀어주는 것이 시호, 치자의 역할이다. 가미귀비탕의 시호, 치자의 개념을 이렇게 이해 할 수 있고, 향부자가 더해져 간열을 해울시키는 기능이 보강된 것이라 볼 수 있다. 그래서 긴장으로 인해 에너지가 과도히 증가되어 간열이 생겼을 때 가미귀비탕을 쓸 수 있다.

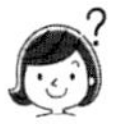
환자의 사례를 하나 들고 왔습니다.

용모: 키170에 55~60kg가량의 마르고 검은 (울광증의) 소음인.

증상: ① 1년 전부터 변리사 시험 준비를 해왔다. 시험을 40여 일 앞두고 오른쪽 흉부의 은근한 통증이 생겼다.

② 몇 년 전부터 만성적인 두통이 있다. 2주 주기로 두통이 오는데 통증이 심하면 진통제를 먹곤 한다.

③ 만성적인 소화불량이 있다.

④ 몇 달 전부터 오른쪽 2~3 손가락 끝부분이 하얗게 허물이 벗겨지면서 피부가 딱딱하게 굳는다.

⑤ 가슴이 답답하고 잘 놀라고 불안초조하다. 뒷목이 뻐근하고 막힌 듯하다.

⑥ 매일 7시간가량 잔다. 잠들기 어렵고 잠이 옅다.

⑦ 식욕이 없고 식사량이 적으며 소화가 잘 안되고 가스가 차면서 방귀가 자주 나온다.

⑧ 대변은 매일 아침 1회씩 본다. 약간 된 편이다.

⑨ 소변은 2시간마다 한 번씩 자주 조금씩 본다. 소변색이 탁하다.

⑩ 전신이 피로하고 기운이 없고 아침에 잘 못 일어난다.

⑪ 추위 더위를 약간 탄다.

○○○의 경우는 긴장이 지속되어 소화조직에 영향이 미쳐 소화기 근육 조직이 이완되어 소장, 대장에 소화기 노폐물이 적체되어 소화불량, 피로 등의 문제가 생긴 것이다. 이 경우 두통은 소화기 장애로 인한 것이다. 가미귀비탕 + 평위산 + 계지탕하고 산조인12g에 사인8g하여 쓴다. 옅은 잠도 나아진다.

치험례의 ○○○씨는 기가 울체되어 있고, 소음인이지만 젊기 때문에 인삼을 빼고 쓰는 게 좋겠다. 써보고 기운이 없으면 넣을 수 있겠다. 원지는 강심제다. 귀비탕의 맛이 아리한데 원지 때문이다. 아리한 맛은 강한 자극인데 이완 무력을 활성화시키기 위해서는 아리한 맛이 필요하다. 양인은 去계지탕 去인삼, 원지하고 쓰는데 양인에게 원지를 쓰면 소변 출혈 등의 부작용이 나기도 한다.

고방 사상방은 양인의 스트레스로 인한 병을 치료할 때 시호지제 – 소시호탕, 시호계지탕[7], 시호계지건강탕[8] 혹은 형방도적산[9] 등을 씁니다. 가미귀비탕에도 시호가 들어가는데 양인의 스트레스로 인한 병까지도 가미귀비탕이 커버하는지요?

귀비탕은 조열한 성질이 있다. 양인이나 젊은이에게는 가미귀비탕에 인삼, 원지 빼고 쓰면 된다. 양인이라고 할 때의 체질은 여러 신체조건 중의 하나일 뿐이다. 유전요인보다는 형성요인이나 연령 요인이 훨씬 더 중요하다. 소양인이라고 해서 반드시 시호를 써야 한다는 개념은 버려야한다.

---

[7] (금궤요략)시호계지탕 :시호 반하 각2 계지 황금 ·인삼 작약 대조 생강 각1 감초 0.5

[8] (금궤요략)시호계지건강탕 : 시호 3 계지 과루근 황금 모려 각1.5 건강 감초 각 1

[9] (동의수세보원)형방도적산 : 생지황 3 목통 2 현삼 과루인 1.5 전호 강활 독활 형개 방풍 각 1

단치소요산과 가미귀비탕이 비교가 자주 됩니다. 이 두 처방의 차이가 뭐가 있을까요?

가미귀비탕은 단치소요산과 증세는 비슷하지만, 단치소요산이 음허(陰虛)와 혈허(血虛)로 인한 부종이 있거나 얼굴과 머리, 가슴에 증상이 많이 나타나는데 가미귀비탕보다는 약간 건실한 경우에 사용한다. 가미귀비탕은 혈관 수축으로 오는 팔다리 저림이나 협심증 등이 나타나고 가슴을 비롯하여 전신에 증상이 나타난다. 일반적으로 소요산보다 증세가 허증이다. 가미귀비탕에는 사군자탕의 보기제가 섞여 있어 기허증이 겸하여 있을 때 더 적합하다. 두 처방의 공통적인 증상은 상기(上氣)[10], 정충, 불안, 초조, 경계(警悸)[11]이다.

그 외에 허실에 따라 비교할 수 있는 처방들이 있을까요?

대시호탕과 비교할 수 있겠지. 대시호탕은 가장 실증(實證)이며 건장한 사람의 울결(鬱結)에 쓰고 단치소요산, 가미귀비탕 순으로 쓴다. 시호제의 대표방 중 하나인 대시호탕은 복만(腹滿)[12], 담결석(膽結石), 간결석(肝結石) 등을 치료하는 처방으로 문정맥계통과 간의 울체를 총체적으로 개선하여 간의 혈류량을 원활히 하여 담결석, 간결석을 해소한다고 본다.

---

10 상기(上氣) : 기운이 아래에서 위로 치미는 것

11 경계(警悸) : 놀라서 가슴이 두근거리거나 가슴이 두근거리면서 잘 놀라고 무서워하며 불안해하는 병증인데 심계보다 경한 것이다

12 복만(腹滿): 배가 창만한 증상, 한습사(寒濕邪)나 습열사(濕熱邪)를 받거나 비위허한(脾胃虛寒)에 의해서 생긴다.

Lecture 上統 98 寶 가미귀비탕(加味歸脾湯)

귀비탕 加 산치자 시호 변향부자 각1

가미귀비탕은 울화나 충격 긴장, 스트레스 등으로 인해 경폐(經閉)와 혈붕이 발생했을 때 사용하는 처방이다. 또한 약성을 응용하여 상열(上熱), 정충(怔忡), 우울, 흉비(胸痞), 항강(項强), 수족저림, 기핍, 갑상선기능항진증, 갑상선기능저하증, 교통사고 후유증, 이명, 천면(淺眠), 다몽(多夢), 수장한(手掌汗), 심번(心煩), 주부습진, 피부건조, 탈모, 신경쇠약 건망증 등에도 사용한다.

『새로보는 방약합편』 이종대 저

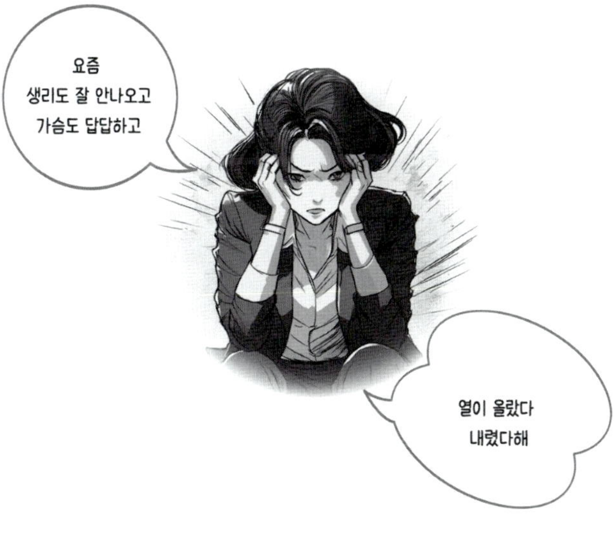
요즘
생리도 잘 안나오고
가슴도 답답하고
열이 올랐다
내렸다해

치험례

- 단샘 이종대 -

심번(心煩), 호흡곤란, 무기력, 식욕부진
장 ○○ 여 55세 태음인
경기도 안양시 관양2동

키와 체격이 보통이며 태음인으로 보이는 여성이다.

▶ 증상

3~4개월 전 동생이 사망하여 몹시 놀란 후부터

① 명치가 답답하면서 흉곽까지도 답답하다.
② 답답한 증세가 있으면 숨쉬기가 곤란하고 죽을 것만 같다.
③ 가슴이 두근거린다.
④ 얼굴로 열이 달아오른다.
⑤ 불안하다.
⑥ 짜증이 자주 난다.
⑦ 작년에 이유 없이 40일간 하혈을 하였으며 올해도 2번씩이나 대단히 많은 하혈이 있었으나 병원에서는 별다른 이상을 발견하지 못했다고 한다.
⑧ 하혈을 한 후에 기운이 없었다.
⑨ 하혈 이후 혈압이 올랐다 내렸다 하면서 조절되지 않는다.
⑩ 하혈 이후 어지럽고 머리가 무겁다.
⑪ 음식은 가리지 않고 잘 먹는 편이나 신 음식은 아주 싫어한다. 15일 전부터 식욕이 없다.

⑫ 평소에 더우면 답답해서 숨쉬기가 어렵다.
⑬ 소화는 잘되고 대변은 정상이지만 소변보기가 힘들다.
⑭ 앞머리가 띵하니 아프고 어지러워서 빙빙 도는 느낌이고 손발이 저리다.

▶ **투약**

지나치게 신경을 많이 써서 이러한 증상이 발생하였다고 보고 가미귀비탕 1.5배량에서 인삼을 빼고 향부자 4돈을 더하여 10일분 20첩을 투약하였다.

▶ **경과**

23일 후에 내방 했을 때 확인해보니, 심번 증상과 호흡곤란이 격감되어 지금은 약간만 남아 있는 정도이며 기운이 나고 현훈도 경감되었으며 식사도 잘 한다고 한다. 증세가 아직은 남아 있다고 보고, 처음과 같은 처방으로 10일분 20첩을 투약하였다.

소요산

저 같은 양인 체질의 사람은 아무래도 소요산 계통의 처방이 끌립니다. 소요산은 어떤 처방입니까?

소요산은 혈열(血熱)로 인한 월경불순, 상열(上熱), 정충(怔冲), 발열, 갱년기 장애에 쓰는 처방이다. 혈열로 인하여 울이 발생하여 생리가 불순하고 생리 주기가 늦어지거나 빨라지는 경우에 쓰는데 늦어질 때 보다는 빨라지거나 한 달에 2번 하는 등 생리 기간이 짧아졌을 때 더 적합하다.

소요산은 감정이나 정신적인 소인으로 인하여 뇌가 자극을 받고, 더불어 자궁이나 난소기능에 영향을 주어 발생하는 제 증상에도 쓴다. 또 종교나 집안 환경 등의 문제로 자연스런 생리 기능이나 욕구를 억제하거나 정신적인 압박을 받아 월경불순이 있거나 오랫동안 아이가 없는 경우 또는 큰 정신적 충격이나 갱년기 때 정신 및 감정의 변화로 인하여 자궁 기능에 장애가 발생한 경우 등에도 쓴다. 수녀, 비구니 혹은 성생활을 억제하는 여성들의 울증이 나타나는 경우에도 쓰며 그 밖에도 여성 피부 질환에도 활용한다.

그런 경우 인체에서는 어떤 반응이 일어나고 있는 겁니까?

인체가 어떠한 상황에 대처하기 위해 에너지를 증가시킬 때 특히 에너지를 증가시킬 때 가장 일반적으로 사용하는 방법은 조직을 긴장시키는 것이다. 조직의 긴장은 기육(肌肉)[13] 뿐만 아니라 장기, 특히 에너지를 발생시키는 주요 장기인 간에서도 일어난다. 만약 이러한 긴장이 지속되거나 반복되면 간의 기능은 항진되어 열성을 띠고 간이 충혈되어 간기울결[14] 등 열적 증상이 나타나기 쉽다. 소요산은 이렇게 열적 증상과 함께 열울이 동반될 경우에 쓰는 것이다. 따라서 소요산은 체력이 중이상인 비교적 건실한 사람에게 적합하다.

소요산의 처방 구성을 설명을 해주십시오.

소요산은 보혈제인 작약, 당귀와 보비제습제인 백출, 복령, 청열제인 시호 맥문동 박하와 완화제인 감초와 온열제인 생강으로 구성되어 있다. 처방 구성대로 약간의 열성을 띤 혈허 증세에 쓸 수 있으며 시호의 소간작용이 겸해 있으므로 혈허를 겸한 한열왕래 등을 다스린다. 약재의 각 약성을 살펴보면 백출,

---

13 기육(肌肉) : 근육, 비(脾)가 온 몸의 기육을 주관하므로 기육이 튼튼한가 튼튼하지 못한가는 비기(脾氣)와 관련이 있다.

14 간기울결(肝氣鬱結) : 간기가 몰려서 생긴 병증. 칠정이나 그밖의 원인으로 간의 소설(疏泄) 기능이 장애되어 생긴다. 양 옆구리가 그득하고 뻐근하면서 아랫배가 아프다. 월경불순이 있고 젖가슴이 부어오르면서 아프다. 우울하고 쉽게 노여움을 타며 가슴이 답답하고 한숨을 자주 쉰다. 신물을 토하거나 구역질을 하고 설사를 하며 식욕이 없다.

백복령, 감초로써 비위를 튼튼히 하며 백작약, 당귀, 맥문동이 음혈을 자양하여 간혈을 보하며 특히 시호, 박하가 울체된 간담의 열을 내림과 동시에 간기를 고루 퍼지게 하여 시호의 작용을 돕는다.

선생님의 소요산 처방기준은 어떤 것인지요?

증상 조건으로는 ① 신경과다 ② 갱년기 장애로 발생한 제증세 ③ 혈허증과 열울증으로 인한 제증세이고, 신체조건으로는 ① 성격이 급하고 열성을 띠기 쉬운 소양인 ② 신경을 쓰는 부인, 도시에 사는 부인 ③ 주로 여자에게 많다. ④ 비구니, 수녀, 혹은 성생활을 억제하는 여성의 울증에 많이 쓴 처방이다.

투약에 신중을 기해야 하는 사람들이 있습니까?

기허증이 겸해 있거나, 허랭한 체질인 사람에게는 다른 처방을 고려해 보아야겠지. 설사나 복통의 부작용이 생길 수 있다.

가미소요산과 비교를 하지 않을 수 없을 것 같습니다.

가미소요산은 소요산보다 상기증상이 더 심할 때 쓰며 이보다 더 심하거나 열실할 때는 치자청간탕[15]을 쓰기도 한다. 상열에도 쓰는 행기향소산은 기울로 인해 근육의 긴장, 수축으로 인하여 오는 상열과 흉비에 사용하는 반면에 소요산은 주로 간울로 인한 상열에 사용한다. 가미귀비탕은 전신 허약이나 심허 증상을 바탕으로 발생하는 상기, 정충에 사용한다.

15 (3-148)치자청간탕 : 시호 2 치자 목단피 각1 적복령 천궁 적작약 당귀 우방자 각1 청피 감초 각0.5

Lecture 中統 166 寶 소요산(逍遙散)

백출 백작약 백복령 시호 당귀 맥문동 각1 감초 박하 각0.5 강3편

소요산은 혈허와 열성상태에서 발생하는 월경불순, 상열(上熱), 정충(怔忡), 불안, 초조, 발열, 갱년기장애 등에 사용하는 처방이다. 특히 이러한 상태에서 울이 발생되어 월경이 불순하고 월경주기가 늦어지거나 빨라지는 경우에 쓰는데, 늦어질 때보다는 빨라지거나 한 달에 2번 하는 등 월경주기가 짧아질 때 더 적합하다.

『새로보는 방약합편』 중 이종대 저

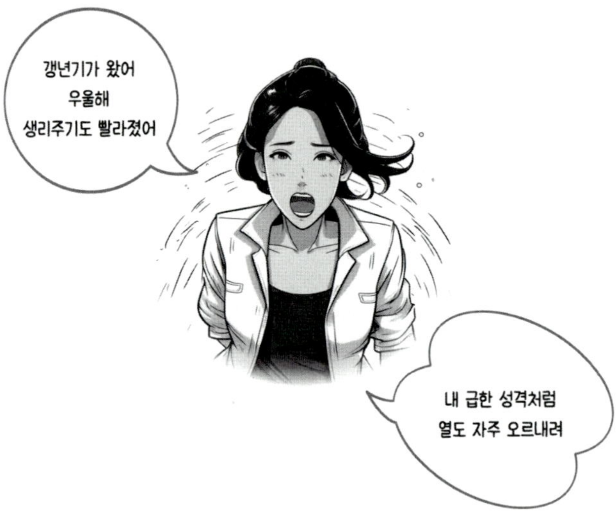
갱년기가 왔어
우울해
생리주기도 빨라졌어
내 급한 성격처럼
열도 자주 오르내려

치험례

- 송진수 선생 -

상열감, 신경질, 한열왕래(寒熱往來)[1]
김○○ 여 56세 소양성소음인

피부가 희고 전체적인 언행이나 성격이 차분하고 체구는 작은 56세 부인이다

▶ 증상

① 최근 5~6개월 동안 월경이 없다. 폐경인 것으로 보인다.
② 하루에 여러 차례 얼굴에 열이 올라 화끈거린다.
③ 평소에 불안감이 항상 있고 신경질이 이유 없이 많이 난다.
④ 평소에 몸에 열이 달아올랐다가 갑자기 식어서 추운 증상이 있다.
⑤ 가슴이 답답하다.
⑥ 승모근 부위가 최근에 너무 아프다.
⑦ 항상 피곤하고 나른하면서 매사가 귀찮다.
⑧ 복진시 뚜렷한 흉협고만(胸脇苦滿)[2] 증상이 나타났다. 그리고 미약하게 제하허(臍下虛) 증상이 있는 것 같았다.

---

[1] 한열왕래(寒熱往來) : 추웠다 열이 났다 하는 것이 번갈아 나타나는 증상

[2] 흉협고만(胸脇苦滿): 가슴과 옆구리가 그득하고 괴로운 증. 흉협고만은 간담경맥의 기능장애로 담화가 가슴에 몰려서 생긴다. 흔히 소양병이나 울증에 나타난다.

위 증상들의 문진 증상들을 종합해보면, 환자가 폐경에 의한 갱년기 현상으로 추측할 수 있다. 즉 폐경에 이르는 하나의 과정으로 시호의 한열왕래 증상이 있고 계지의 기상충(氣上衝)[3] 증상이 있으며 가슴이 답답하면서 열감이 있는 심번 증상도 있고 또 복진시 뚜렷한 흉협고만 증상이 있는 것으로 미루어보아 전형적인 소양증임을 알 수 있다.

▶ 투약

증상들을 토대로 소요산, 가미소요산, 귀비탕, 시치귀비탕, 소시호탕, 시호가계지탕 등을 고려하여 소요산을 사용하기로 하였다. 그래서 폐경으로 보이는 여성에게 소요산 본방으로 10일분 20첩을 투약하였다.

▶ 경과

일주일 후에 전화상으로 경과를 체크하여 보니 얼굴이 화끈거리는 증상과 신경질적인 증상, 그리고 한열왕래 증상은 거의 없어졌다고 하였다. 그러나 가슴이 답답한 증상은 아직 조금 남아 있다고 하였다.

---

[3] 기상충(氣上衝): 내려가야 할 기(氣)가 위로 치밀어 오르는 증

Lecture 동일 병인-정신적 충격, 울화, 감정억제, 긴장 등

1) 허약할 때(허증 상태) - **귀비탕류**

가미귀비탕, 귀비탕, 계평귀비탕, 황연청심음, 사물안신탕, 성심산

2) 보통일 때(중간 상태) - **향소산류**

신계향소산, 행기향소산, 육울탕, 정기천향탕, 향사육군자탕, 교감단

3) 체열 많을 때(실증 상태) - **시호제류**

시모가용골모려탕, 치자청간탕, 단치소요산, 소요산, 인삼소요산, 도씨승양산화탕

부록: 부인과 변증도표

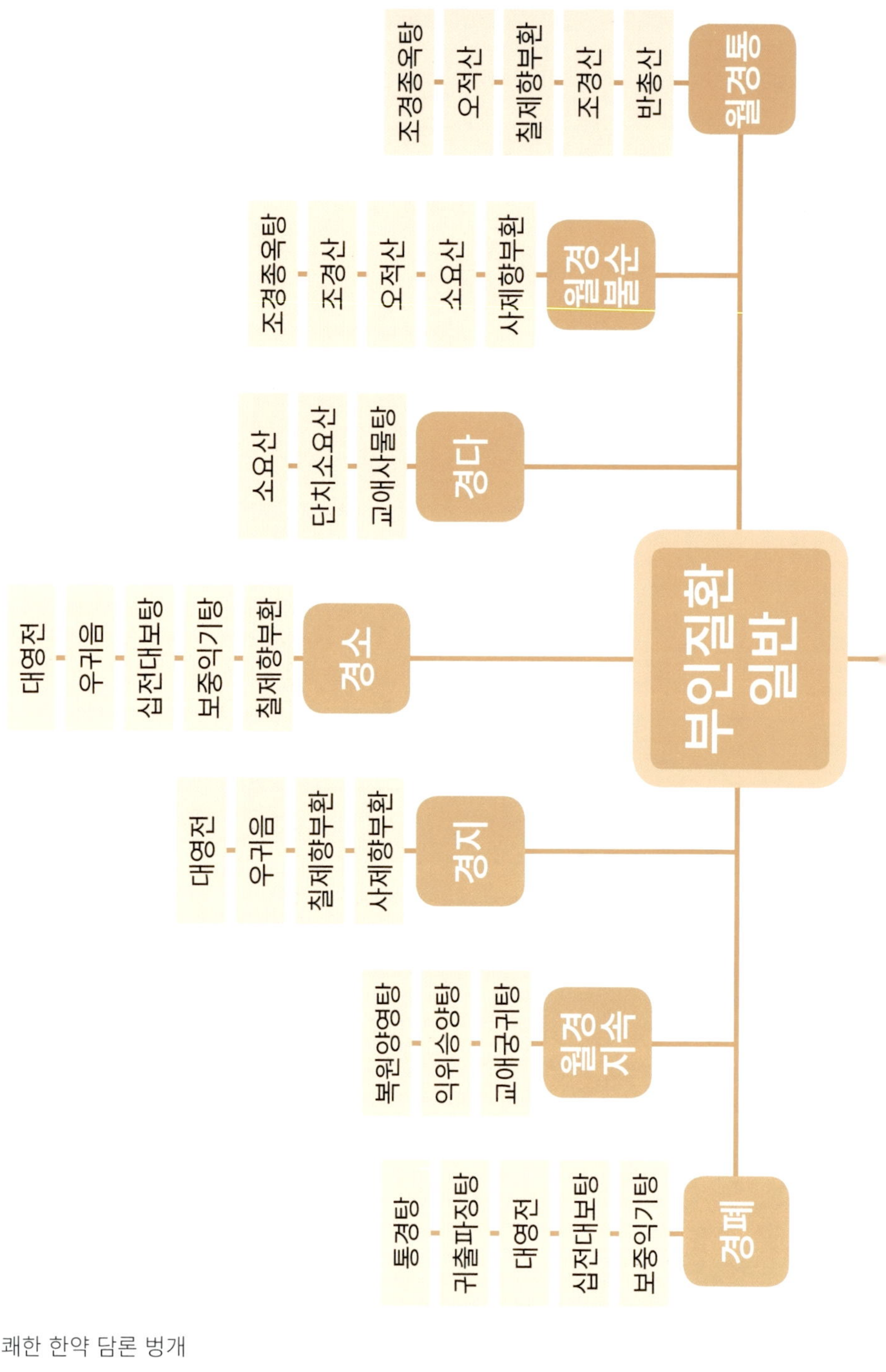
부인질환 일반
월경통
반총산
조경산
칠제향부환
오적산
조경종옥탕
월경불순
사제향부환
소요산
오적산
조경산
조경종옥탕
경다
교애사물탕
단치소요산
소요산
경소
칠제향부환
보중익기탕
십전대보탕
우귀음
대영전
경지
사제향부환
칠제향부환
우귀음
대영전
월경지속
교애궁귀탕
익위승양탕
복원양영탕
경폐
보중익기탕
십전대보탕
대영전
귀출파징탕
통경탕

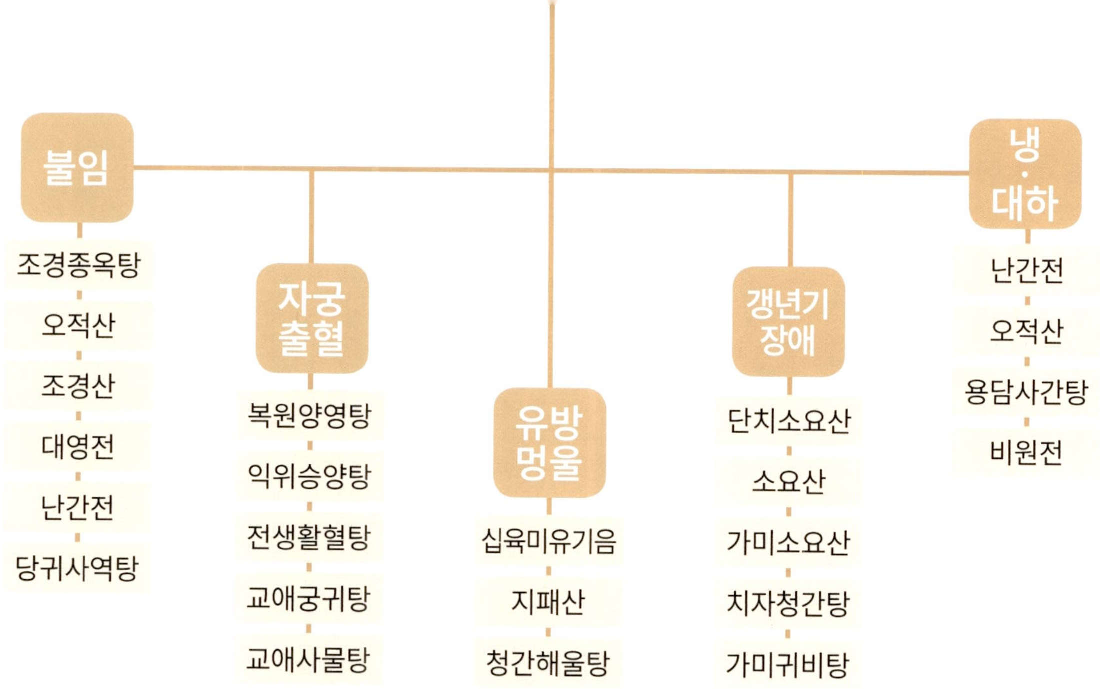

▶ **부인과 변증도표** | (『새로보는 방약합편』 이종대 저 참고)

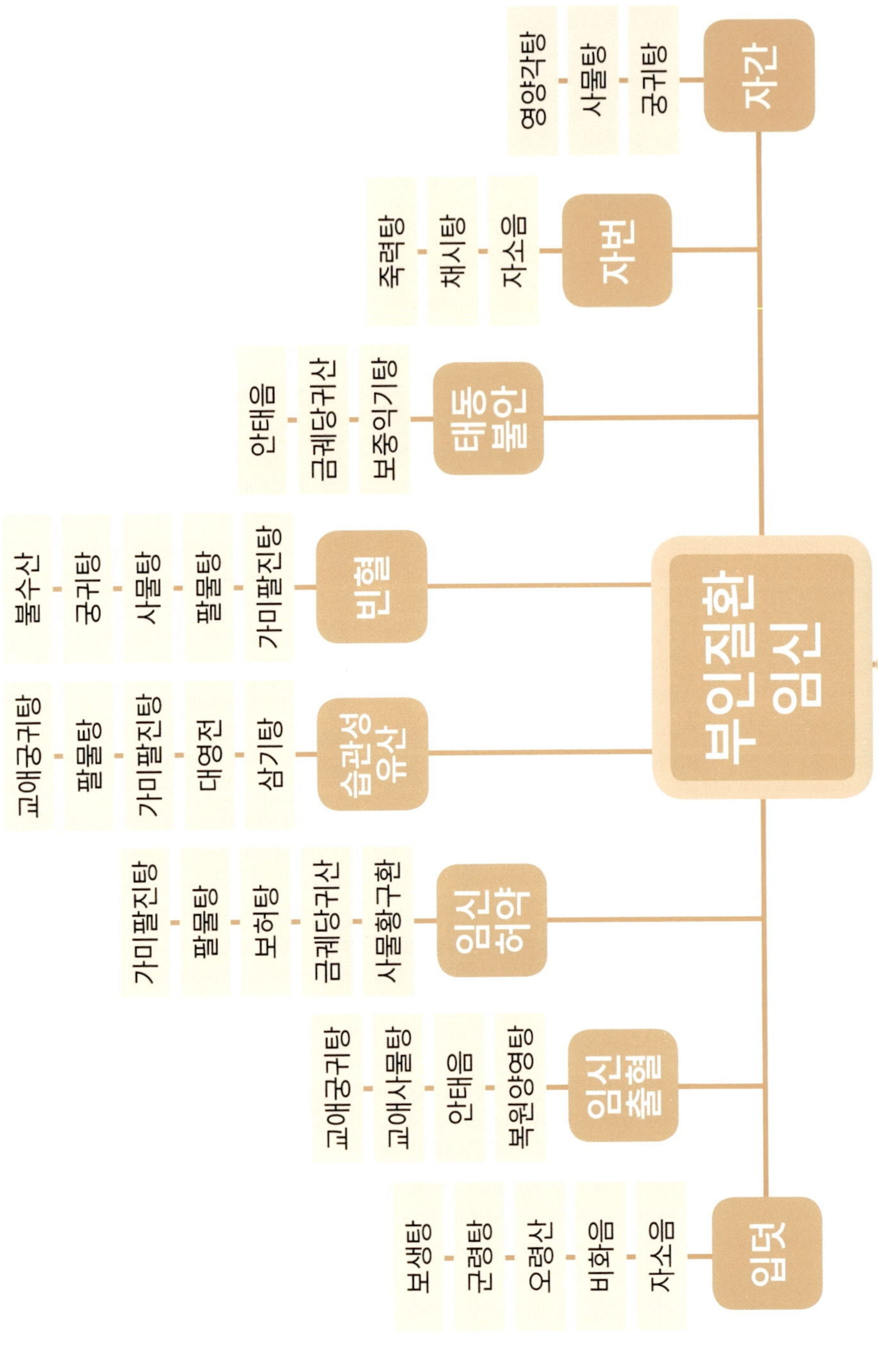
부인질환 임신
자간
궁귀탕 - 사물탕 - 영양각탕
자번
자소음 - 채시탕 - 죽력탕
태동불안
보중익기탕 - 금궤당귀산 - 안태음
빈혈
가미팔진탕 - 팔물탕 - 사물탕 - 궁귀탕 - 불수산
습관성유산
삼기탕 - 대영전 - 가미팔진탕 - 팔물탕 - 교애궁귀탕
임신허약
사물황구환 - 금궤당귀산 - 보허탕 - 팔물탕 - 가미팔진탕
임신출혈
복원양영탕 - 안태음 - 교애사물탕 - 교애궁귀탕
입덧
자소음 - 비화음 - 오령산 - 군령탕 - 보생탕

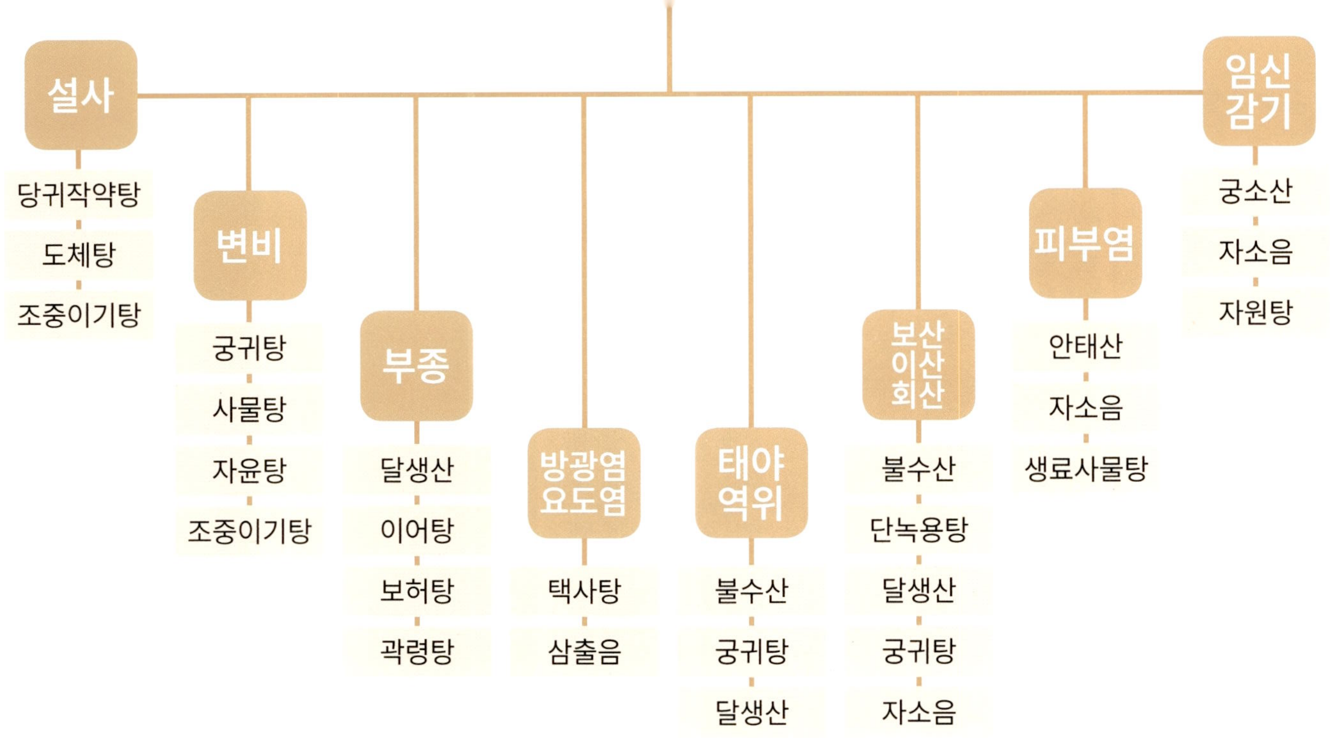

▶ **부인과 변증도표 II** (『새로보는 방약합편』 이종대 저 참고)

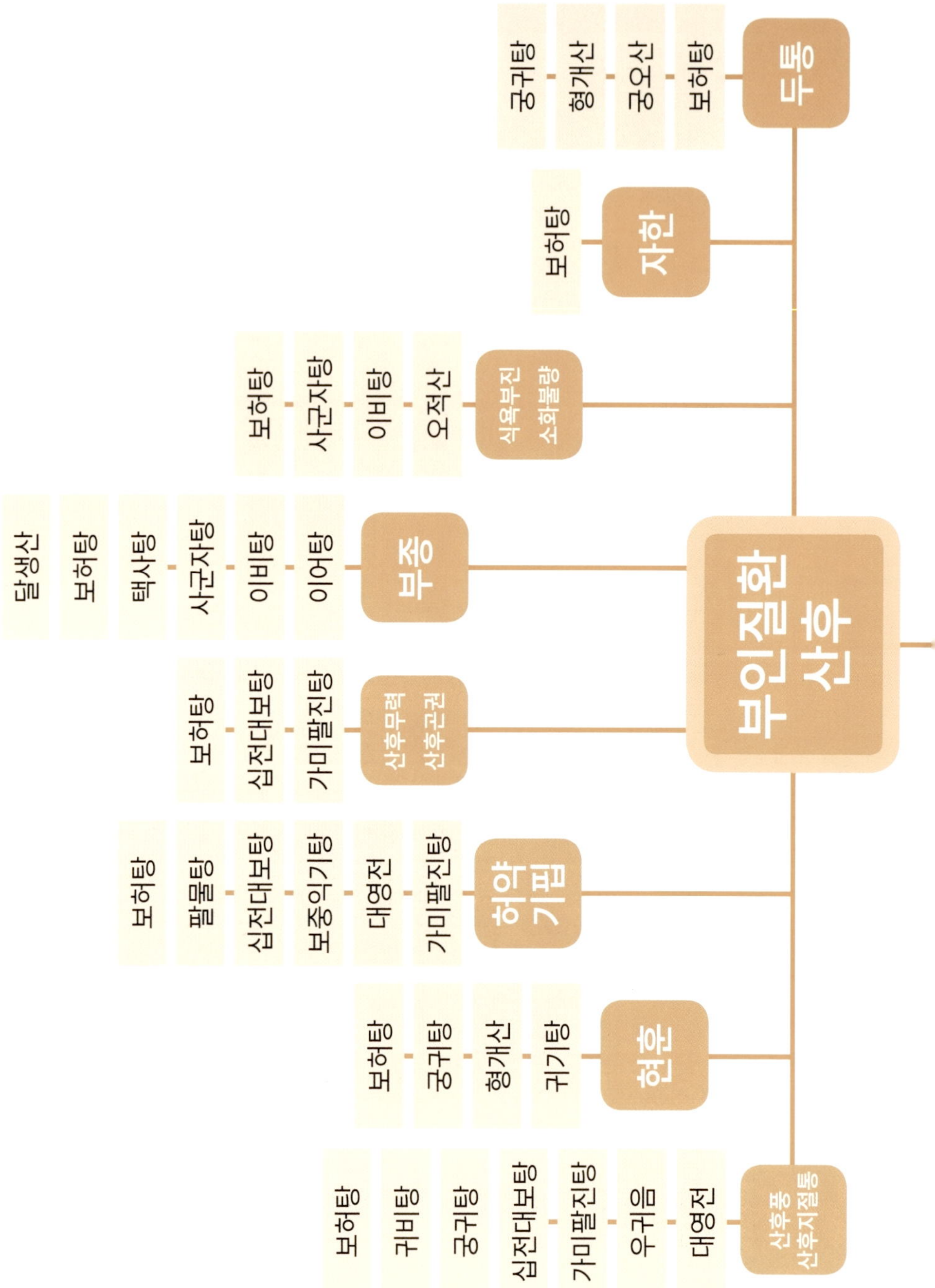
부인질환 산후
두통
보허탕
궁오산
형개산
궁귀탕
자한
보허탕
식욕부진 소화불량
오적산
이비탕
사군자탕
보허탕
부종
이어탕
이비탕
사군자탕
택사탕
보허탕
달생산
산후무력 산후곤권
가미팔진탕
십전대보탕
보허탕
허약 기핍
가미팔진탕
대영전
보중익기탕
십전대보탕
팔물탕
보허탕
현훈
귀기탕
형개산
궁귀탕
보허탕
산후풍 산후지절통
대영전
우귀음
가미팔진탕
십전대보탕
궁귀탕
귀비탕
보허탕

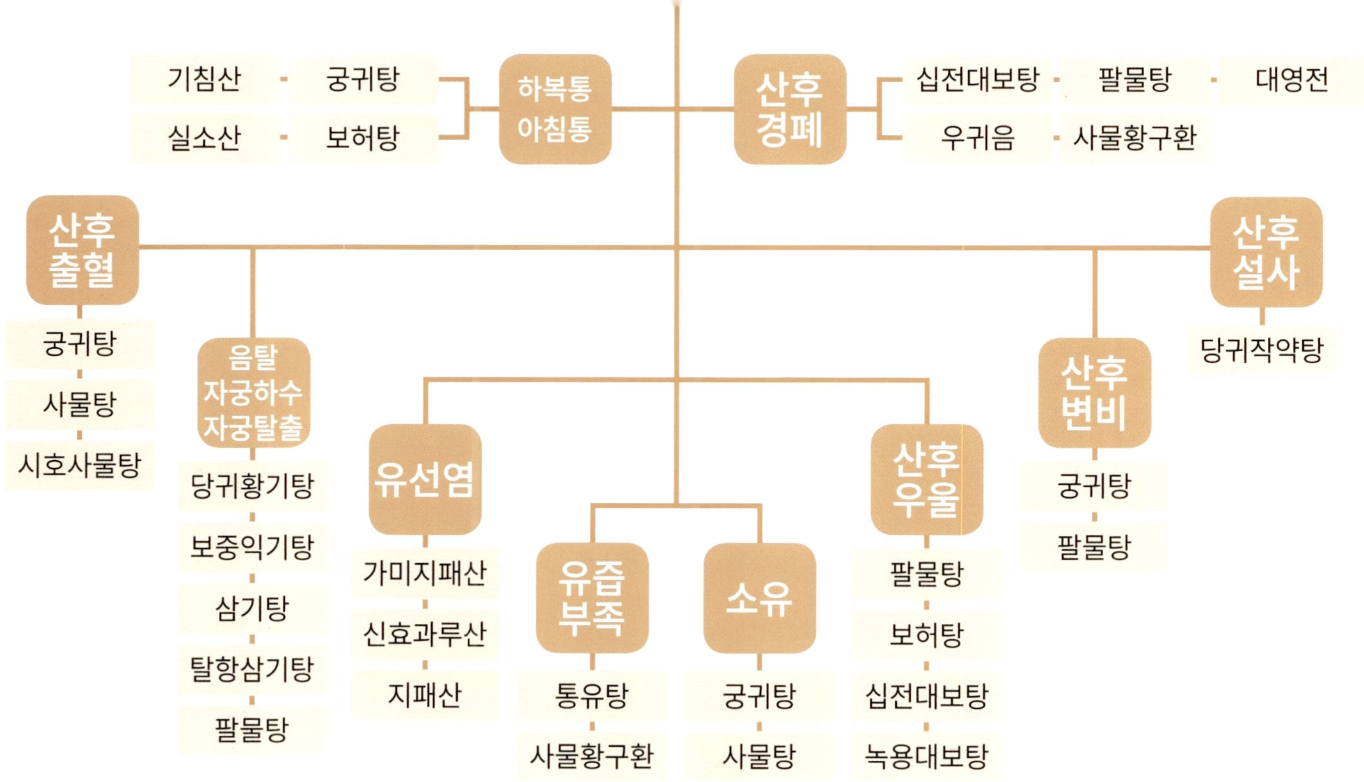

▶ **부인과 변증도표III**(『새로보는 방약합편』 이종대 저 참고)

참고문헌

황도연 저, 『방약합편』 남산당, 2002

이종대 저, 『새로보는 방약합편』 단샘, 2006

허준 저, 『동의보감』 동의과학연구소, 2007

『한의학사전』 성보사, 1997

『신한의학사전』 도서출판 정담, 2010

벙개자료

대담자 단샘 이종대 할아버지한약방 원장

• 학력

1997~2002년. 호북중의대 중의학과 졸업

2019년 4월. 미국 American Liberty University 한의대 방제학 명예한의학 박사.

• 학회활동

2000년~현재. 통합방제 한의학회 (한의사) 학술고문

2001년~현재. 태극 한약학회(한약사) 학술고문

2015년~현재. 미국 상태의학회(미국 한의사) 학술고문

2010년~현재. 한약업사 고령자 채록사업단 대표

2019년~현재. 대한한약협회 학술위원회 회원

• 저서

2001년. 『한약업사 고령자 채록집』 1, 2권. 도서출판 참수레

2002년. 『감기의 한약치료』 2권. 도서출판 정담

2002년. 『한방임상비방집(태극지합본)』 3권. 도서출판 일중사

2004년. 『새로보는 빈용 101처방』. 도서출판 정담

2005년. 『새로보는 빈용 202처방』. 도서출판 정담

2006년. 『새로보는 방약합편』 4권. 도서출판 정담

2010년. 『30처방으로 보는 한방병리』 3권. 도서출판 정담

2018년. 『병약도표 변비』. 도서출판 정담

2024년. 『유쾌한 한약담론 벙개-소아/어린이』 공저. 도서출판 정담

• 해외활동

미국 남가주 한의대를 비롯하여 다수의 대학과 학회에서 강의와 임상 교육 실시 중

• 후학 양성

현재 전국 한의대 통합방제 학회와 전국 한약대 태극한약 학회 정기 교육 중

2024년 경희사이버대 한방 겸임교수

편저자 최미선

울산대학교 사회과학대학 행정학 학사

원광대학교 약학대학 한약학 학/석사

한약국/약국 등에 근무하며 시민인문활동가로 활동하고 있다

'인문학협동조합 망원경'을 창립하여 초대 대표를 지냈으며

'시민인문학교 인문숲 사회적협동조합'을 창립하여 현재 대표로 재직 중이다

현재 유튜브 채널 '나살린-철학의온도'를 운영 중이다

• 저서

2018년. 『소크라테스가 말을 걸어올 때』. 도서출판 마다

2018년. 『그들이 간 곳은』. 도서출판 마다

2019년. 『유쾌한 한약담론 벙개』 공저. 도서출판 마다

2020년. 『나는 책으로 훌쩍 큰다』 공저. 도서출판 광장

2021년. 『비극속에서 나를 찾다』 공저. 도서출판 광장

2024년. 『유쾌한 한약담론 벙개-소아/어린이』 공저. 도서출판 정담

유쾌한 한약담론

벙 개

시리즈 2 여 성

인쇄 / 2024년 11월 8일
발행 / 2024년 11월 15일

편저자 최미선
대담자 이종대
발행인 김정찬
발행처 도서출판 정담
주소 서울특별시 송파구 송이로17길 50-27 (가락동 13-10) 2층
전화 02-443-2791
팩스 02-430-7370
홈페이지 www.jdb.co.kr
등록 제 22-135호

정가 15,000원
ISBN 978-89-8085-880-4